当代肺癌面面观

主编 〔美〕张玉蛟　王明松
王　昆　田晓东

北京大学医学出版社

DANGDAI FEIAI MIANMIANGUAN

图书在版编目（CIP）数据

当代肺癌面面观 /（美）张玉蛟等主编 . —北京：北京大学医学出版社，2023.2
ISBN 978-7-5659-2807-9

I.①当… II.①张… III.①肺癌－普及读物 IV.①R734.2-49

中国国家版本馆 CIP 数据核字（2023）第 006088 号

当代肺癌面面观

主　　编：〔美〕张玉蛟　王明松　王　昆　田晓东
出版发行：北京大学医学出版社
地　　址：（100191）北京市海淀区学院路 38 号　北京大学医学部院内
电　　话：发行部 010-82802230；图书邮购 010-82802495
网　　址：http://www.pumpress.com.cn
E-mail：booksale@bjmu.edu.cn
印　　刷：中煤（北京）印务有限公司
经　　销：新华书店
责任编辑：梁　洁　　责任校对：靳新强　　责任印制：李　啸
开　　本：880 mm×1230 mm　1/32　印张：7.375　字数：194 千字
版　　次：2023 年 2 月第 1 版　2023 年 2 月第 1 次印刷
书　　号：ISBN 978-7-5659-2807-9
定　　价：68.00 元
版权所有，违者必究
（凡属质量问题请与本社发行部联系退换）

编者名单

主编

〔美〕张玉蛟　王明松　王昆　田晓东

编者（按姓名汉语拼音排序）

柴象飞　慧影医疗科技（北京）股份有限公司

高　杰　解放军总医院第一医学中心

顾建春　上海交通大学医学院附属新华医院

何　剑　昆明理工大学附属安宁市第一人民医院

洪　专　江苏省肿瘤医院

胡　坚　浙江大学医学院附属第一医院

李　好　上海交通大学医学院附属第九人民医院

李　梅　汕头大学医学院附属肿瘤医院

林　旭　浙江大学医学院附属第一医院

牛晓敏　上海市胸科医院 / 上海交通大学医学院附属
　　　　胸科医院

乔志能　UNC 北卡大学家庭医学部

邵国强　南京市第一医院

孙晨冰　上海中医药大学附属岳阳中西医结合医院

田晓东　解放军总医院第一医学中心

王　昆　云南大学附属医院

王李杰　解放军总医院第一医学中心

王明松　上海交通大学医学院附属第九人民医院

夏耀雄　云南省肿瘤医院

相学平　浙江大学医学院附属第二医院

邢西迁　云南省第二人民医院

熊淑琴　慧影医疗科技（北京）股份有限公司

薛晓东　解放军总医院第一医学中心

杨　蛟　昆明医科大学第一附属医院

叶敏华　浙江省台州医院

张　肖　解放军总医院第一医学中心

张玉蛟　美国安德森癌症中心

赵国利　解放军总医院第一医学中心

周王颖　昆明理工大学附属安宁市第一人民医院

序

　　肺癌已成为我国乃至全球患病率和死亡率最高的恶性肿瘤。作为肺癌诊疗一线工作者，我们每天都能遇到来自疑似或确诊患者及其家属的焦虑、恐慌与无奈，他们会反复咨询致病原因、如何预防、如何治疗、费用如何报销、哪个专家水平最高、要不要手术、放化疗并发症怎么处理、用不用靶向药物、为什么做基因检测等一系列问题，甚至辗转不同医院，询问不同专家，希望听到最权威的解答。因此，如何用通俗易懂而又专业的语言面面俱到地对肺癌相关知识进行大众科普，一直是我们肺癌一线工作者的心愿。

　　随着自媒体平台的兴起，患者获得科普知识的渠道主要是各类网络平台，如网站、微博，甚至抖音。但是，网络平台的信息片面，可能包含虚假医疗广告或某些所谓"患者"的诊疗经历分享，导致患者及家属走了很多弯路，甚至用一些民间疗法拖到肺癌晚期全身转移才辗转就诊，使我们感到痛心疾首而又爱莫能助。

　　本书的发起人张玉蛟教授是国际著名的肺癌放疗专家，在美国排名第一的安德森癌症中心从事肺癌临床和科研工作已近30年。他和王昆教授都是微博肺癌科普专家，一直坚持在微博上进行肺癌诊疗的义务科普。王明松教授和田晓东教授也持续在好大夫网站在线进行科普。为了让更多患者及家属，甚至是初涉肺癌诊疗领域的医生们获得更全面、更可靠的肺癌科普知识，张玉蛟教授、田晓东教授、王明松教授和王昆教授特意邀约国内各三甲医院肺癌诊疗界的资深专家（均有海外访学背景）根据各自的专业背景，围绕肺癌预防、诊疗、并发症、医保、海外就诊、网络问诊、人工智能诊断等主题撰写轻松易懂的科普文章，共同完成了这本集可读性、专业性和新颖性于一体的《当代肺癌面面观》。

我很乐意将本书推荐给大家，希望能帮助癌症患者及其家属在抗癌路上少走弯路，战胜恐惧，相信自己，相信科学，与医生携手早日战胜疾病。肺癌诊治涉及的学科领域众多，知识更新也很快，希望这本书对肺癌不同领域的医生也能够起到一定的参考和借鉴作用。

支修益

2022 年 11 月

目录

第一章　关于肺癌

第 1 节　肺癌的流行病学

根据 2021 年国际癌症研究报告（基于 185 个国家，共 36 种癌症），肺癌的发病率在所有恶性肿瘤中位居第二。全球每年新发 2 206 771 例肺癌患者（占所有新发癌症患者的 11.4%），死于肺癌的患者为 1 796 144 例（占所有因癌症死亡患者的 18.40%）。

2022 年美国癌症协会发布的数据显示，从 20 世纪 90 年代开始，美国的恶性肿瘤发病率逐年下降，性别差距正在缓慢缩小，男性 - 女性发病率比例从 1995 年的 1.39 下降到 2018 年的 1.14。2009—2018 年，男性肺癌发病率每年下降近 3%，女性肺癌发病率每年下降近 1%。肺癌居癌症发病率第二位，新发 236 740 例，死亡肺癌患者 130 180 例，居死亡原因首位。

根据 2022 年中国国家癌症中心来自 487 个癌症登记处的全国癌症报告数据，2016 年恶性肿瘤发病约 4 064 000 人，死亡约 2 413 500 人。2000—2016 年，总体人群癌症发病率趋于稳定，但女性癌症发病率每年增长 2.3%。男性肺癌发病率稳定，但年龄标化后的女性肺癌发病率增长 2.1%。此外，肺癌、结直肠癌、胃癌、肝癌和女性乳腺癌新发病例占所有新发肿瘤的 57.4%，肺癌、肝癌、胃癌、结直肠癌和食管癌是主要的五大致死癌种，占所有癌种死亡患者的 69.3%。

第2节 肺癌的病因

肺癌的病因尚未完全明确，患肺癌与以下几大原因有关（图 1-2-1）：

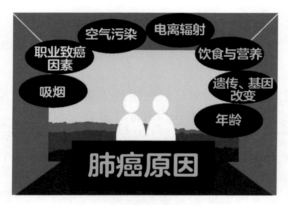

图 1-2-1 **肺癌的主要病因**

一、吸烟

大家都听说过"吸烟有害健康"。吸烟是导致肺癌的重要原因之一。据了解，在我国男性中，70%～80% 的患者因吸烟而患上肺癌。肺癌死亡率升高的首要原因就是吸烟。同样，被动吸烟也是导致肺癌的病因之一。戒烟 2～15 年能够降低癌变的发生率和风险，此后的发病率与终身未吸烟者相似。吸烟是导致恶性肺结节（如肺癌）的重要因素。香烟燃烧产生的烟雾中含有苯并芘、苯并蒽、亚硝胺、镉、砷、β-萘胺等致癌物。

吸烟时，烟雾中的致癌物被吸入肺部，损伤正常细胞，促进肺癌形成。开始吸烟的年龄越早、吸烟年限越长、吸烟量越大，患肺癌的可能性越大。长期吸烟、烟龄超过 20 年，每天抽烟超过 20 支，以及长期吸"二手烟"者，须格外警惕恶性肺结节。此外，长期吸烟会造成肺部抵抗力减低，也可能与结核等良性肺结节形成有关。

1. 戒烟后容易得肺癌吗？

根据美国癌症协会发布的美国 2018 年癌症数据，美国癌症死亡率 20 年持续下降，死亡人数减少 240 万。其中禁烟居功至伟，1990—2015 年，男性肺癌死亡率下降了 45%；2002—2015 年，女性肺癌死亡率下降了 19%，这都归功于人们意识到了吸烟的危害，以及全面控烟政策的实施。

部分患者突然戒烟会出现"戒断综合征"，表现为易怒、心烦、焦虑、急躁、心悸（心慌）、注意力无法集中等，但通过必要的干预和科学的戒烟方案能够克服、减少或避免这些戒断症状。

2. 为什么有的人戒烟后反而查出癌症呢？

部分患者刚戒烟就查出癌症，其原因正是长期吸烟，戒烟后不久查出癌症可能是由于偶然的时间巧合，也可能是因为戒烟后出现戒断症状促使患者就医而查出癌症，如果在戒烟之前主动进行检查，同样会查出癌症。此外，癌症发现得越早，治愈的机会越大。戒烟越早越好，任何时候开始戒烟都不迟！

二、职业致癌因素

现已明确的可导致肺癌的职业因素包括：接触石棉、砷、镍、铬、煤焦油、芥子气、三氯甲醚、烟草的加热产物、放射性物质（如镭）衰变时产生的氡和氡气、电离辐射、微波辐射等。这些因素可使肺癌的发生风险增加 3 ～ 20 倍。

三、空气污染

空气污染包括室内小环境和室外大环境的污染。室内被动吸烟、燃烧燃料、烹饪及大城市中的大气污染，均为肺癌的危险因素。环境因素对良性肺结节和恶性肺结节均有一定影响。对于恶性肺结节，重要的环境污染物细颗粒物（particulate matter 2.5，PM2.5）能进入肺泡，诱发恶性肺结节（尤其是肺腺癌结节）的发生；吸烟环境会增加个体吸入二手烟的机会，促进恶性肺结节的形成。对于良性肺结节，自然环境大气污染、吸烟环境是炎性假瘤形成的危险因素；二氧化硅等粉尘比较多的工作环境与肺结核感染有关；肺动静脉瘘等先天性畸形也受环境因素影响。

四、电离辐射

暴露于大剂量电离辐射可引起肺癌。不同射线所产生的效应不同。在人群中，部分电离辐射来源于自然界，部分来源于医疗照射（如 X 线检查）。

五、饮食与营养

较少食用含有 β 胡萝卜素的蔬菜和水果可使肺癌发病率升高。血清中 β 胡萝卜素水平低的人，肺癌发生的风险较高。

六、遗传改变

肺癌的外因可诱发细胞恶性转化和不可逆的基因改变。这些基因的改变是长期、多步骤、随机的产生，包括癌基因的活化、抑癌基因的失活和细胞凋亡的抑制等，从而导致细胞的生长失去控制。

七、年龄

我国肺癌的发病年龄通常在 40 岁以后迅速上升，70 岁左右达高峰，75 岁以后略有下降。年龄＞ 40 岁是恶性肺结节的重要危险因素，但是也有少数年轻人患有恶性肺结节，尤其是早期肺腺癌。随着年龄的增长，免疫力有所下降，良性肺结节（肺部感染性肺结节）的发生率有所升高。

八、其他诱因

肺结核是诱发肺癌的原因之一。肺结核患者患肺癌的风险约是正常人的 10 倍。此外，病毒感染、真菌感染在肺癌的发生过程中也发挥一定作用。

多种因素可诱导肺癌发病，其中许多是我们日常生活中经常接触的。做好肺癌的预防工作十分有必要，不抽烟、远离二手烟、避免接触放射性物质、注意饮食习惯、多参加锻炼等均有助于预防肺癌及其他癌症。

第 3 节　吸烟与肺癌的关系

90% 的肺癌与吸烟相关。目前，肺癌的发病率逐年升高，世界卫生组织（World Health Organization，WHO）公布的资料显示，在欧美等发达国家，随着戒烟法律的实施，肺癌的发病呈明显下降趋势。随着烟草的控制，美国成年人吸烟率从 1997 年的 25% 下降到 15%，但中国成年人吸烟比例仍然未见下降，且吸烟人群逐渐年轻化。大量研究表明，吸烟是导致肺癌的首要原因，与未吸烟者相比，吸烟者发生肺癌的风险平均增加 4 ～ 10 倍，重度吸烟者可增加 10 ～ 25 倍。

一、吸烟为什么会导致肺癌？

香烟被点燃后产生的烟雾对身体的危害很大。研究发现，烟雾中含有 3000 多种有毒化学物质，其中最重要的包括尼古丁、一氧化碳、氰化物、烟焦油中的致癌物质、放射性同位素及重金属元素等。

长期吸烟时，烟雾中的致癌物质会反复刺激支气管黏膜或腺体，从而增加肺癌的发生风险。吸烟量与肺癌的发生风险密切相关，呈明显的剂量-效应关系，吸烟量越大，肺癌的发病率越高。

研究发现，每天吸烟 ≥ 25 g 的患者，发生肺癌的概率是不吸烟者的 3.2 ～ 4.12 倍。烟龄越长死于肺癌的概率越高，烟龄超过 50 年者死于肺癌的概率是不吸烟者的近 30 倍。

二、被动吸烟会引发肺癌吗？

被动吸烟或环境吸烟同样是肺癌的重要病因，配偶吸烟的未吸烟者发生肺癌的风险是夫妻双方均不吸烟者的 2 倍，且其风险随配偶的吸烟量而增大，被动吸烟或环境吸烟（二手烟）均对身体健康有害。

在被动吸烟人群中，82% 在家庭中接触二手烟，67% 在公共场所，35% 在工作场所。其中，因年龄、性别和职业不同，在各类场所接触二手烟的比例也不同，90% 被动吸烟的女性是在家庭中接触二手烟，20 ～ 59 岁的男性在公共场所和工作场所接触二手烟的比例最高。

虽然比直接吸入气道的烟浓度低，但吸入二手烟也已达到致伤阈值；二手烟通常是来自多个吸烟者的"轮番轰炸"，因此吸烟时间长，致伤性突出；一个人吸烟会造成空间内多个人的被动吸烟；香烟燃烧的烟雾会长时间残留在室内，不易消散，这些因素均导致二手烟对人类健康的威胁越来越大，因此公共场所禁烟是极为重要的防治措施。

三、戒烟可以降低肺癌的风险吗？

2013 年，*The New England Journal of Medicine* 发表的一项研究显示，在对美国超过 20 万人的调查中，吸烟者比从未吸烟者的死亡率高 3 倍（源于吸烟相关的肿瘤、心血管疾病及呼吸系统疾病），预期寿命短 10 年。但是，如果在 35 岁前戒烟，可以弥补缩短的 10 年寿命，55 岁前戒烟可以弥补 6 年寿命，因此戒烟确实能够降低肺癌发生的风险。有明确证据表明，戒烟后肺癌发病的风险逐年减小，戒烟 1～5 年后可减半，戒烟 10～15 年后肺癌的发病率与终身未吸烟者的发病率相似。

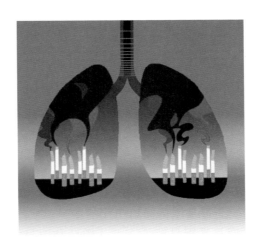

四、吸烟者与未吸烟者所患的肺癌一样吗？

虽然都是肺癌，但吸烟者与未吸烟者所患的肺癌是不一样的。肺癌按照病理类型可以分为鳞状细胞癌、腺癌、大细胞癌和小细胞癌。吸烟者更易罹患鳞状细胞癌和小细胞癌，未吸烟者则易罹患腺癌。

未吸烟者患肺癌后对治疗更敏感，分子靶向药物对未吸烟的肺腺癌总体有效率可达 42%。吸烟者肺癌治疗难度更大。吸烟者肺癌中基因突变的数量是未吸烟者的 10 倍多，基因突变的数量越多意味着治疗的难度越大。未吸烟者中晚期肺癌的生存期更长。

吸烟者肺癌中主要是 *K-RAS* 基因突变，而未吸烟者肺癌则主要是 *EGFR* 和 *ALK* 基因突变。*K-RAS* 基因突变是导致目前分子靶向药物疗效不佳的主要原因。目前的肺癌分子靶向药物针对的基因突变类型为 *EGFR* 和 *ALK* 突变，因此这些肺癌患者即使已失去手术机会，也能获益于靶向药物治疗，且发生耐药的概率小于吸烟者。

因此，相对于吸烟的肺癌患者，未吸烟的中晚期肺癌患者更有希望和癌症长期共存，把癌症变为慢性疾病。

五、肺癌是否会传染?

传染必须具备3个条件：传染源、传播途径及易感人群，三者缺一不可。传染性应具有明显的传染源，传染源可以是病毒（流行性感冒）、细菌（痢疾）或蛋白质［牛海绵状脑病（俗称疯牛病）］等。从这一点上考虑，肺癌不具有传染性！

虽然没有传染性，但是在局部高发地区，癌症发病会出现家族聚集现象，因为家庭成员的生活习惯相似、生活环境相同。遗传主要是指亲代通过基因传递给子代的情况。从遗传的角度看，有研究表明肺癌与基因易感性有关，因此肺癌具有一定的遗传性，但只是发病率增高，而不是子代一定患病。

那么，所谓的"夫妻肺癌"出现的原因是什么呢？研究表明，"夫妻肺癌"的根本原因在于夫妻双方相似的生活方式和生活环境。由于长期生活在一起，多方面的习惯逐渐趋于一致，这其中不乏"致癌因素"，包括：

（1）不良生活习惯：生活在同一屋檐下，大多数夫妻会有相同的生活作息习惯，如饮食、睡眠等。一旦形成不健康的饮食和作息习惯，必然会对双方的健康造成很大的危害，甚至有致癌的风险。值得一提的是，如果家庭中有一方吸烟，其配偶可能会因为被动吸烟而罹患肺癌。研究发现，很多"夫妻肺癌"都是由丈夫吸烟引起。

（2）负面情绪和家庭氛围：如果夫妻一方罹患癌症，其配偶在精神上和体力上都将经受严峻的考验。在巨大的压力下，免疫力会急剧下降，此时很多癌细胞便会"趁虚而入"。此外，如果夫妻双方长期处于不和谐的家庭氛围中，焦虑、抱怨和紧张的情绪也有可能成为"夫妻肺癌"的导火线。

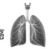

（3）环境因素：环境污染对人类健康的威胁日益严重。在临床工作中，"夫妻肺癌"多见于肺癌高发区，如夫妻共同生活在云南省宣威市、个旧市（锡矿）或富源县等地区。

第4节 肺癌诊治的现状

如果亲人或朋友得了肺癌，不要讳疾忌医，也不要盲目就医，需要了解以下内容：

一、患何种肺癌？

应依据病理检查确诊肺癌类型。例如，是小细胞肺癌还是非小细胞肺癌？腺癌还是鳞状细胞癌？是否是别的肺癌类型？这是最重要的一个问题。肺癌种类很多，病理确诊是一切治疗方案的前提。没有病理确诊，再顶尖的医生也会无从下手。

二、肿瘤分期如何？

恶性肿瘤和良性肿瘤最大的区别，也是最危害人体健康的因素是扩散。因此，治疗前必须通过各种检查手段［如正电子发射计算机体层显像（PET CT）］，明确癌症处于什么阶段，肿瘤是否有器官转移。

根据美国癌症分期联合委员会（AJCC）制定的肿瘤分期标准，肺癌大体分为Ⅰ、Ⅱ、Ⅲ、Ⅳ期，也可简化分为早期、局部晚期和晚期。早期是指肿瘤仍局限于肺部，单发结节或同一肺叶有多个小结节。局部晚期是指肿瘤进展，转移至淋巴结。晚期是指出现恶性胸腔积液或出现对侧肺或远处其他器官转移。

三、肿瘤的分子病理分型是什么？

除传统病理分期外，还需要了解肺癌的分子病理分型，是否具有特定的基因突变（如 *EGFR*、*ALK* 基因突变），有助于判断患者是否能使用分子靶向药物。

四、治疗的目的是什么？

肺癌的治疗主要分为根治性治疗和姑息性治疗。根治性治疗是以治愈为目的，姑息性治疗的主要目标是延长生命，以提高生活质量为目的。这两种治疗策略须根据患者的肿瘤分期制订，治疗方案有根本区别。

五、根治性治疗的具体方案是什么？

根治性治疗包括手术、放射治疗（放疗）、化疗（含靶向药物）的不同组合，应了解不同方案的优越性及其对生存期的影响。通常情况下，早期肺癌患者常可通过手术治愈，中期患者常需要化疗、放疗、靶向治疗等辅助治疗手段。医生应根据患者的具体情况（如癌症分期、营养状况、经济情况、远期生存率等）制订最适合患者的治疗方案。

六、治疗完成后的随访如何安排？

随访对于肺癌患者来说非常重要。对于已治愈的早期肺癌患者，其一生中仍有约 30% 的概率会出现肿瘤复发或转移。对于未治愈的患者，随访对提高生活质量十分重要。一般推荐治疗后 1～2 年内每 3 个月随访 1 次，3～5 年内每半年随访 1 次，5 年后改为每年随访 1 次，直至终身。随访的理念在中国患者中比较缺乏，但这是非常重要的。

七、肺癌患者的 5 年生存率是多少？

根据癌症的类型和分期情况，5 年生存率有所不同。中国人比较忌讳谈死亡，但无论对于患者还是家属，了解估计的 5 年生存率能更好地对未来有所准备。

　　所谓的生存率或中位生存时间属于统计学数据，有些患者即使早期也很快复发，有些晚期患者也能长期带瘤生存。随着肿瘤治疗手段和技术的进步，患者的生存时间和生存率明显提高，如部分分子病理类型的晚期肺癌患者的中位生存时间已由 10 年前的 10 ～ 14 个月延长至超过 35 个月。由于免疫治疗药物［程序性死亡蛋白 -1（programmed death-1，PD-1）及其配体 PDL-1］的应用，晚期肺癌患者的 5 年生存率由不足 5% 升高至 16%。

（夏耀雄　张玉蛟）

参考文献

［1］Chen W，Xia C，Zheng R，et al. Disparities by province，age，and sex in site-specific cancer burden attributable to 23 potentially modifiable risk factors in China：a comparative risk assessment. Lancet Glob Health，2019，7（2）：e257-e269.

［2］Chen Z M，Peto R，Zhou M G，et al.Contrasting male and female trends in tobacco-attributed mortality in China：evidence from successive nationwide prospective cohort studies. Lancet，2015，386（10002）：1447-1456.

［3］Siegel R L，Miller K D，Fuchs H E，et al.Cancer statistics，2022.CA Cancer J Clin，2022，72（1）：7-33.

［4］Siegel R L，Miller K D，Jemal A. Cancer statistics，2018. CA Cancer J Clin，2018，68（1）：7-30.

［5］Sung H，Ferlay J，Siegel RL，et al.Global Cancer Statistics 2020：GLOBOCAN Estimates of Incidence and Mortality Worldwide for 36 Cancers in 185 Countries. CA Cancer J Clin，2021，71（3）：209-249.

［6］Thun M J，Carter B D，Feskanich D，et al.50-year trends in smoking-related mortality in the United States.N Engl J Med，2013，368（4）：351-364.

［7］Xia C F，Dong X S，Li H，et al. Cancer statistics in China and United States，2022：profiles，trends，and determinants.Chin Med J（Engl），2022，135（5）：584-590.

［8］Wang M, Luo X, Xu S, et al.Trends in smoking prevalence and implication for chronic diseases in China: serial national cross-sectional surveys from 2003 to 2013. Lancet Respir Med, 2019, 7（1）: 35-45.

［9］Ward BW, Clarke TC, Nugent CN, et al.Early release of selected estimates based on data from the 2015 National Health Interview Survey. National Center for Health Statistics, 2016. http: //www.cdc.gov/nchs/nhis.htm.

［10］Zheng R S, Zhang S W, Zeng H M, et al.Cancer incidence and mortality in China, 2016. J Natl Cancer Cent, 2022（2）: 1-9.

第二章 从咳嗽到肺癌有多远

第 1 节 肺癌与咳嗽

网络上有一篇题为《我妈是如何从一场咳嗽变成"肺癌晚期"的……》的文章，讲述的是作者母亲最初表现为顽固性咳嗽，持续约 2 周，当时以为是普通的肺部感染，但是常规的抗炎治疗效果不佳，最终被诊断为肺癌晚期。文章详细记录了作者母亲的诊治过程，可以给我们带来很多启示。那么，咳嗽与肺癌到底有什么联系？咳嗽会变成肺癌吗？下面就让我们一起来看看两者之间的联系吧。

一、什么是肺？

人体所有器官的正常工作都离不开氧气，我们的呼吸系统的职责就是不断为机体提供新鲜的氧气，同时将机体产生的废气（即二氧化碳）排出体外。呼吸系统由鼻、咽、喉、气管、支气管、肺组成，其中肺是气体交换的主要场所。左、右两侧胸腔内各有一侧肺，分别称为左肺与右肺。左肺分为 2 叶，右肺分为 3 叶，人体共有 5 叶肺。

肺具有类似海绵状的结构，它的骨架是以支气管分支形成的支气管树为基础构成的。肺组织按照区域大小可分成 3 个级别：左、右支气管在肺门处分成第二级支气管，第二级支气管及其分支所在的范围构成一个肺叶，每支第二级支气管又分出第三级支

13

气管，每支第三级支气管及其分支所在的范围构成一个肺段，支气管在肺内反复分支可达 23～25 级，最后形成肺泡（超过 2 亿个）。从解剖结构的角度来看，支气管像树木一样，由树干到树枝，然后越分越细，最后是树叶。肺的"树干"和"树枝"就是气管和支气管，而"树叶"就是肺泡。支气管各级分支之间以及肺泡之间均由结缔组织性的间质填充，血管、淋巴管、神经等随支气管的分支分布在结缔组织内。肺泡之间的间质内含有丰富的毛细血管网，是血液和肺泡内气体进行气体交换的场所。

从功能的角度来看，如果把肺比喻为一座大厦，里面的每个小房间是肺泡，而大厦的楼道就是气管和支气管，楼道的主要功能是通风。每个"房间"（肺泡）的墙壁上布满了血管，当我们呼吸时，通过吸气运动，氧气通过"大厦的楼道"被引入"房间"，再通过"墙壁"上的血管渗透到血液中，二氧化碳则由"墙壁"上的血管渗出到房间内，再通过呼气运动由"楼道"排出体外。这样就完成了氧气与二氧化碳的交换功能。

二、咳嗽是怎么发生的？

咳嗽是人体重要的防御机制，我们的呼吸系统每时每刻都在工作，并且与外界直接相通，不可避免会吸入一些有害的物质，包括细菌、病毒或异物等。当呼吸道发生感染时，还会产生许多分泌物，此时机体会设法清除它们，咳嗽就是清除这些有害物质的主要方法。

在日常生活中，多数咳嗽是自然发生的，并非我们有意识地去咳嗽。那么，咳嗽有着什么样的机制呢？咳嗽是由咳嗽反射通路来控制。我们的呼吸道（尤其在大的气管支气管上皮）中分布着许多被称为咳嗽感受器的神经末梢，一旦其感受到气道中有异常物质，就会通过神经反馈至大脑，正如生活中发现有小偷就要拨打"110"报警一样，大脑接收到反馈后，再通过其他神经通路指挥胸部及腹部的肌肉，以及声门的配合，进行咳嗽动作，再通过口腔将这些有害物质咳出体外。

三、肺癌为什么会导致咳嗽？

咳嗽是肺癌最常见的症状，在疾病早期常出现刺激性咳嗽，很容易被误认为是呼吸道感染。为什么肺癌常出现咳嗽症状呢？这是因为肺癌绝大多数起源于气管及支气管黏膜上皮，也就是说肿瘤通常是从气管及支气管的管腔内面开始生长，而气管及支气管内有许多咳嗽感受器，这些感受器接收到肿瘤产生的刺激，通过神经传入大脑，就会引起咳嗽反射。

但是，出现咳嗽是否就是患了肺癌？当然不是！肺癌并不是引起咳嗽的唯一疾病，所有可以导致咳嗽感受器受到刺激的疾病均可引起咳嗽，如炎症、结核、胸腔积液、气胸等。也就是说，咳嗽并非肺癌的独有表现。

在肺癌患者中，咳嗽症状发生的概率与肿瘤所在的解剖位置有关，越靠近大气道的肿瘤，引发咳嗽的可能性越大。据统计，中央型肺癌（即肿瘤发生在段支气管至主支气管，影像学上靠近肺的中央区）患者出现咳嗽症状的比例约占 70%，周围型肺癌（即肿瘤发生在段支气管以下的相对细小支气管及肺泡，影像学上靠近肺的周边区域）出现咳嗽症状的比例仅约 15%。

咳嗽症状的严重程度也与肺癌的发生和发展有关。肺癌初期，肿瘤在气管内可造成刺激性干咳或少量黏液痰。随着肿瘤生长至一定大小后，会引起气管及支气管的管腔狭窄，此时咳嗽通常会加重，多为持续性，且呈高音调金属音。管腔狭窄后还会引起远端痰液引流不畅，易继发肺部感染。当出现继发性感染时，患者可出现痰量增多，且呈黏液脓性痰，还可出现发热。

综上所述，肺癌不一定会出现咳嗽，咳嗽也不一定是肺癌。但值得注意的是，当咳嗽等呼吸道症状持续超过 2 周，经对症治疗不能缓解，尤其是痰中带血、刺激性干咳或原有的慢性呼吸道症状加重，应高度警惕肺癌存在的可能性。需要进一步检查排除。

第 2 节　肺癌引起的其他常见症状

除了咳嗽，肺癌的常见临床症状还有哪些呢？肺癌的临床表现多样，其与肿瘤的部位、大小、类型、发展阶段、有无并发症或转移密切相关。

随着体检的普及和低剂量 CT 筛查的广泛应用，影像学表现为肺部小结节的早期肺癌越来越多地被发现，这些患者通常无任何相关的症状。肺癌的主要临床症状包括以下几个方面。

一、由肿瘤本身直接引起的症状

1. 咯血

咯血是指咳出的痰液中含有血液，多为痰中带血丝或间断性血痰，早期不易引起患者重视，易造成疾病诊断的延误。严重时患者可能咳出鲜血。那么，咯血是如何发生的呢？咯血是由于肺癌组织含有丰富的血管，容易发生组织坏死，如果肿瘤与支气管相通，就会引起咯血。咯血多见于中央型肺癌，如果癌肿侵犯大血管，也可引起大咯血，危及生命。

2. 胸闷、气短

如果肿瘤在气管及支气管内生长，可引起支气管狭窄，特别是中央型肺癌可直接造成支气管管腔变小。若肿瘤转移至肺门淋巴结，肿大的淋巴结压迫主支气管或隆突，可影响气体进出，导致患者呼吸功能下降，尤其在活动后，胸闷、气短的症状会更加明显。

如果肿瘤未在气管支气管内生长，但是直径很大或在肺内呈弥漫分布，也会造成呼吸功能损害，从而出现胸闷、气短。

3. 发热

肿瘤可因坏死而引起发热，通常为反复低热不退。但是，在肺癌患者中，多数发热的原因是肿瘤阻塞气管支气管，由于引流

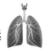

不畅，痰液不能及时排出，引起继发性肺炎，抗生素治疗通常疗效不佳。

二、肿瘤局部外侵引起的症状

除肺外，胸腔内还有许多重要的脏器、血管和神经等结构。如果肺癌的癌肿持续增大，超出了肺的范围，就会侵犯相邻的结构，从而导致一系列相关症状。主要包括以下几类：

1. 胸痛

由于肺本身没有痛觉神经支配，因此在肺内生长的肿瘤不会导致疼痛。当肿瘤外侵，累及壁胸膜、肋骨或胸壁时，可引起不同程度的胸痛。若肿瘤位于胸膜附近时，则产生不规则的钝痛或隐痛，疼痛于呼吸、咳嗽时加重。侵犯肋骨、胸壁或脊柱时，可引起较严重或难以用药物控制的持续性胸痛，且部位比较固定，有明确压痛点，并与呼吸、咳嗽无关。如果肿瘤累及肋间神经，胸痛可遍布该肋间神经支配的区域，胸痛的范围会比较大。

2. 呼吸困难

当肿瘤转移至胸膜表面造成胸腔积液时，其压迫肺组织会造成呼吸困难；肿瘤转移至心包腔引起心包积液时，也会造成呼吸困难。此外，如果肿瘤直接侵犯周围的膈神经，造成膈肌麻痹，膈肌不再随着呼吸运动而上下移动，呼吸功能会受到严重影响，同样会造成呼吸困难。

3. 吞咽困难

由于部分肺、气管及支气管与食管相邻，因此这些区域的癌肿可以直接侵犯或压迫食管而引起吞咽困难，如果癌肿直接由气管及支气管处破溃进入食管，还可引起支气管-食管瘘（两个管道之间直接相通），导致严重的进食呛咳，食物呛入肺内可导致严重的肺部感染。

4. 声音嘶哑

机体发出正常响度的声音与喉部声带的正常启闭活动密切相

关，而支配声带功能的神经为喉返神经。当肺部癌肿直接压迫或转移至纵隔淋巴结时，淋巴结肿大后会压迫喉返神经（多见于左侧），使神经功能丧失，造成单侧声带麻痹，从而发生声音嘶哑。

5. 上腔静脉阻塞综合征

人体上半身的血液回流均需要经过上腔静脉，其位于纵隔内，而纵隔的解剖位置与肺和气管相邻。当癌肿直接侵犯纵隔或纵隔淋巴结转移时，会压迫上腔静脉，使上腔静脉回流受阻，出现头面部、颈部和上肢水肿、胸前部淤血和静脉曲张，引起头痛、头晕或眩晕。

6. 肺尖肿瘤综合征

肺上沟瘤（Pancoast 瘤）发生于肺尖部，其位于狭窄的胸腔入口处，由于位置特殊，易侵犯神经、血管及邻近的肋骨与脊柱，出现肺尖肿瘤综合征。

肺尖部紧邻颈交感神经和臂丛神经。癌肿直接压迫颈部交感神经会引起病变同侧的眼睑下垂、瞳孔缩小、眼球内陷，同侧额部与胸壁无汗或少汗等症状。当癌肿压迫臂丛神经时，可导致以腋下为主、向上肢内侧放射的烧灼样疼痛，在夜间尤甚。

三、肿瘤远处转移引起的症状

晚期肺癌时，癌细胞会通过淋巴循环或血液循环转移至全身各处，并在这些部位持续生长，引起相应的症状。肺癌常见的全身转移部位包括脑、骨骼、肝、肾上腺等（图 2-2-1）。部分肺癌患者的肺内病灶比较小，但远处转移病灶较明显，临床表现可能没有呼吸系统相关的症状，而是因转移部位的症状就诊。例如，部分患者的主要症状是头晕、头痛，无明显咳嗽、咳痰、胸闷和胸痛症状，但通过详细检查发现是肺癌伴脑转移，即原发性肺癌没有出现症状，而是脑内的转移灶引起了明显的症状。

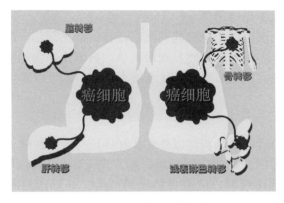

图 2-2-1 肺癌的主要转移部位

1. 脑转移

肺癌是最常见的颅内转移瘤来源，＞ 25% 的肺癌患者会出现脑转移。其中，小细胞肺癌脑转移的发生率最高，在确诊时约有 10% 的患者已有脑转移，治疗 2 年以上的小细胞肺癌患者脑转移的发生率可达 80%。在非小细胞肺癌中，腺癌脑转移的发生率约为 25%。肺癌转移至中枢神经系统时，可出现头痛、呕吐、眩晕、复视、共济失调、脑神经麻痹、单侧肢体无力等神经系统症状，严重时可出现颅内高压的症状。

2. 骨转移

肺癌可转移至全身骨骼，特别是肋骨、椎骨、骨盆。可表现为持续的局部疼痛，并有固定压痛。骨转移的部位还可能发生病理性骨折，即在肿瘤破坏性病变的基础上，轻微的外力，甚至没有外力，只因自身的重力作用就可导致骨折。

3. 肝转移

肝是晚期肺癌常见的转移部位，近 30% 的肺癌最终会出现肝转移。肺癌转移至肝时，在影像学上可表现为肝内单发或多发结节转移灶。临床表现包括厌食、肝区疼痛、肝大等。随着转移灶的增大，可出现肝功能损害、黄疸和腹水等。

4. 浅表淋巴结转移

锁骨上淋巴结是肺癌晚期淋巴转移的常见部位，患者可以无任何症状，多由患者偶然发现而就诊。典型体征为颈部突然出现无痛性肿块，固定而坚硬，逐渐增大、增多，可以发生融合。

四、肺癌作用于其他系统引起的肺外表现

肺癌患者的部分胸部以外症状和体征与肿瘤扩散无关，很可能是由肿瘤所释放的化学物质引起，其统称为肺癌的肺外表现。当这些症状出现时，应警惕肺癌的可能，并可作为诊断线索之一。这种现象又被称为肿瘤伴随综合征（副肿瘤综合征），它是指原来不产生激素的组织所发生的肿瘤（特别是恶性肿瘤）具有产生和分泌异位激素或其他物质的功能，患者可表现为内分泌紊乱的症状与体征，包括内分泌系统、神经肌肉、结缔组织、血液系统和血管的异常改变。

1. 杵状指（趾）与肥大性肺性骨关节病

杵状指（趾）亦称鼓槌指（趾），表现为手指或脚趾末端增生、肥厚，呈杵状膨大，形似鼓锤。其特点为末端指（趾）节明显增宽、增厚，指（趾）甲从根部到末端呈拱形隆起，使指（趾）端背面的皮肤与指（趾）甲所构成的基底角 ≥ 180°。杵状指（趾）可见于多种疾病，常见于肺癌。

关节症状的常见部位包括腕关节、膝关节及踝关节。特点是关节肿痛、活动僵硬，这些症状可能比肺癌症状更早出现。切除肺癌后，上述症状和体征可减轻或消失，肿瘤复发时又可出现。

2. 男性乳房发育

由分泌促性腺激素引起，常伴有肥大性骨关节病。

3. 皮质醇增多症（库欣综合征）

由分泌促肾上腺皮质激素样物质引起，表现为肌力减弱、水肿、高血压、继发性糖尿病等。

4. 稀释性低钠血症

由分泌抗利尿激素引起，表现为食欲减退、恶心、呕吐、乏力、

嗜睡、定向障碍等水中毒症状，又称抗利尿激素分泌失调综合征。

5. 神经肌肉综合征

包括小脑皮质变性、脊髓小脑变性、周围神经病变、重症肌无力和肌病等。发生原因不明确，可以发生于各种类型的肺癌，但以小细胞肺癌更为常见，由于肌肉受累，患者常表现为极易疲劳。这些症状与肿瘤的部位和有无转移无关，可发生于肿瘤出现前数年，也可作为肿瘤的伴随症状。

6. 高钙血症

肺癌可因转移导致骨骼破坏或由异生性甲状旁腺样激素而引起高钙血症。高血钙可与呕吐、恶心、嗜睡、烦渴、多尿和精神紊乱等症状同时发生，多见于肺鳞状细胞癌。肺癌手术切除后，血钙可恢复正常，肿瘤复发又可引起血钙升高。

7. 类癌综合征

小细胞肺癌和腺癌中可出现因 5- 羟色胺分泌过多所导致的类癌综合征，表现为哮鸣样支气管痉挛、阵发性心动过速、水样腹泻、皮肤潮红等。此外，还可出现黑棘皮症、掌跖皮肤角化、硬皮病、栓塞性心内膜炎、血小板减少性紫癜等肺外表现。

（叶敏华）

参考文献

［1］蔡俊明.图解肺癌诊治照护全书.武汉：湖北科学技术出版社，2017.

［2］石远凯，孙燕，于金明.中国肺癌脑转移诊治专家共识（2017年版）.中国肺癌杂志，2017，20（1）：1-11.

［3］赵晓刚，姜格宁，张雷.向肺癌宣战，你赢得了吗？上海：上海科学技术出版社，2017.

［4］支修益，石远凯，于金明.中国原发性肺癌诊疗规范（2015年版）.中华肿瘤杂志，2015，37（1）：67-78.

［5］Polverino M，Polverino F，Fasolino M，et al. Anatomy and neuro-pathophysiology of the cough reflex arc. Multidiscip Respir Med，2012，7（1）：5.

第三章 肺结节，观察还是手术

第1节 肺结节的定义及特征

肺结节是指肺实质内直径≤3 cm、圆形或椭圆形的软组织病灶，不伴有肺不张、肺门肿大和胸腔积液等情况。因此，不是每一个肺部阴影都能被称为结节。首先，结节表现为圆形或椭圆形病灶，故 CT 显示的单纯线样或纸片样阴影不是结节，也无须随访。临床上主要根据影像学检查将结节直径为 3 cm 作为肺肿块和肺结节的界值，直径＞3 cm 的病灶统称为肺部肿块，而直径≤3 cm 的病灶为肺结节。之所以要这样定义，是因为肺结节的大小与其良、恶性相关，直径＞3 cm 的病灶多为恶性病变，直径＞2 cm 的肺结节中约有 40% 为恶性，而体积越小的肺结节，其良性的可能性越大。但是，也有一些小的肺结节是早期肺癌。

肺结节是否遗传及是否具有传染性与其性质和病理检查结果密切相关。对于良性肺结节，若证实为活动性肺结核，则具有传染性，但不属于遗传性疾病；肺曲菌病多数是由于接触污染物而被传染，常发生于长期使用抗生素导致菌群失调或免疫力低下的患者，健康人群一般不会被传染，肺曲菌病无明显的遗传性；肺动静脉瘘是较常见的先天性发育畸形，属于显性遗传性疾病，但无传染性；肺炎性假瘤、支气管扩张等不属于遗传性疾病，一般也无传染性。恶性肺结节无传染性，但与遗传因素有关。有研究将直系亲属（一级亲属）患肺癌的患者和直系亲属未患肺癌的患者进行对比，结果发现前者患肺癌的概率是后者的 2 倍。

环境因素对良性肺结节、恶性肺结节都有一定的影响。对恶性肺结节，造成环境污染的重要污染物 PM2.5 能进入肺泡，诱发恶性肺结节尤其是肺腺癌结节的发生；吸烟的环境增加了吸入二手烟的机会，增进了恶性肺结节如肺鳞状细胞癌的形成。煤炭勘探、二氧化硅等粉尘的工作环境，砷、镉、镍、氡、石棉等环境，受电离辐射污染的环境等与恶性肺结节形成有关。对良性肺结节，自然环境中的大气污染，吸烟的环境是炎性假瘤形成的危险因素；二氧化硅等粉尘粉比较多的工作环境与肺结核感染有关；肺动静脉瘘等先天畸形是遗传性疾病，也受环境因素影响。

年龄因素对肺结节的影响可表现为随着年龄增长，免疫力逐渐下降，感染性肺结节等良性肺结节的发生率和恶性肺结节的发生率均有所升高。在职业方面，目前已明确职业接触是肺癌等恶性肺结节重要的发病原因。长期接触砷、镉、镍、氡、石棉、烹饪油烟等从业人员、长期从事煤炼焦过程的工人、长期暴露于电离辐射的人员等，发生恶性肺结节的可能性相对较大。长期接触二氧化硅等粉尘也会增加发生肺结节（如肺癌结节、肺结核结节）的概率。

第 2 节 肺结节活检的方法

肺结节通常需要通过活检来明确性质，活检的方法包括肺结节穿刺活检和手术切除活检等。

一、肺结节穿刺活检

肺结节穿刺活检主要用于影像学检查（如 CT）高度怀疑为恶性肺结节时。根据肺结节的位置，可采用 CT 引导下经皮肺细针抽吸活检（fine-needle aspiration biopsy，FNAB）、超声引导下经支气管针吸活检（endobronchial ultrasound-guided trans-bronchial needle aspiration，EBUS-TBNA）、电磁导航支气管镜引导下经支气管镜肺活检（electromagnetic navigation bronchoscope-guided transbronchial lung biopsy，ENB-TBLB）等。

1. CT 引导下经皮肺细针抽吸活检

CT 引导下经皮肺细针抽吸活检是医生在 CT 的指引下，用活检针经皮肤穿刺至肺结节组织，取出部分结节组织，再通过病理学检查明确诊断。一般而言，直径＞20 mm 且靠近肺叶边缘的肺结节更易穿刺取到。该方法的穿刺诊断率约 95%，损伤也较小，但不足之处在于可能因刺破肺而出现气胸或因穿破血管而引起出血等。因此，穿刺活检后应注意是否有胸痛、呼吸困难、心悸等。

2. 超声引导下经支气管针吸活检

超声引导下经支气管针吸活检是医生在气管镜、气管超声的辅助下对肺结节进行穿刺活检，这种方法对靠近气管的肺结节的诊断效果较好，敏感性和特异性分别为约 75% 和 100%。

3. 电磁导航支气管镜引导下经支气管镜肺活检

电磁导航支气管镜引导下经支气管镜肺活检是将电磁导航联合 CT 图像和气管镜进行肺结节穿刺的技术，目前临床上应用相对较少。

二、手术切除活检

手术切除活检主要用于无法进行穿刺活检或穿刺失败、高度怀疑恶性的肺结节。目前最常用电视胸腔镜辅助下肺楔形切除活检。其他方法还包括开胸术活检和纵隔镜手术活检等，这两种方法的创伤相对较大，选择时应更为谨慎。

第 3 节　肺结节的治疗方法

发现有肺结节后，除部分患者需要定期随访外，其余患者需要接受治疗。目前，主要有 6 类治疗方法，包括：①外科手术治疗；②药物治疗（化疗、生物靶向治疗）；③放疗［尤其是立体定向放射治疗（Stereotactic Body Radiation Therapy，SBRT）］；④基因治疗；⑤免疫治疗；⑥中医治疗。

一、肺结节能用药物治疗吗？

肺结节是否需要进行药物治疗需要结合肺结节的性质综合分析。由肺结核引起的良性肺结节可予抗结核药物治疗；由细菌、真菌引起的肺结节可予相应的抗细菌、抗真菌药物治疗；肺动静脉瘘、炎性假瘤等多需手术治疗，药物治疗无效。部分肺结节经定期随访后仍难以明确性质（肺部感染或恶性肿瘤），可考虑给予试验性抗感染药物治疗。

二、哪些肺结节需要手术治疗？

1. 肺结节外科切除的原则

（1）直径 ≥ 10 mm 的实性结节和（或）表现出恶性征象的结节（分叶、毛刺、胸膜牵拉、含有囊性成分、上叶病变等）。

（2）直径 > 8 mm 的部分实性结节也可定义为高危结节。美国国立综合癌症网络（National Comprehensive Cancer Network，NCCN）指南强调了部分实性结节中实性比例增大亦须引起重视。

（3）支气管充气征是一个独立危险因素，结节局部血管浸润也提示恶性征象，应考虑手术切除。

但是，许多初次发现的 ≤ 6 mm 的单纯肺磨玻璃结节（ground glass nodule，GGN）被手术切除，病理诊断多为肺不典型腺瘤样增生（atypical adenomatous hyperplasia，AAH）或原位癌（adenocarcinoma in situ，AIS）或良性结节。这样的处理似有过激之嫌，应认真考虑。合理的建议是进行较长时间的随访和评估，待结节风险显著增加时再考虑外科干预。

对于病理疑诊 AIS 或微浸润性腺癌的 GGN，尚无证据显示其进展的时间，且未证实在发现时即进行手术的疗效显著优于观察至进展再手术。就目前而言，手术及观察都是可选项。对于少数在短期内即出现肿瘤转移的病例，手术也未必会改变临床结果，还可能会加重患者的损伤。

2. 双肺多发结节外科切除的原则

对于多发结节的处理，须遵循依据最大结节随访（"枪打出头鸟"）的原则。若拟切除风险最大的结节时，应考虑多发结节的部位、大小、数量及患者的肺功能；同侧肺结节应尽量同期切除，对侧肺结节尽量分期切除。

3. 肺结节的外科手术方式

肺结节首选胸腔镜下微创外科手术治疗。这种方法是在胸壁上作 2～3 个直径为 1～2 cm 的孔状切口（多孔）或作 1 个直径为 3～5 cm 的切口（单孔），利用特殊胸腔镜下操作器械完成手术。其他手术方式包括微创小切口开胸手术（切口长 5～6 cm）、前外侧小切口手术、腋下小切口手术、胸腔镜辅助小切口手术等。部分医院已逐步开展机器人肺结节手术、剑突下小切口胸腔镜肺结节手术等。

第 4 节　肺结节的随访

一、肺结节的术后随访和恢复

对于肺结节，术后的恢复与手术情况、术后病理以及患者的身体状况等有关。良性肺结节术后恢复相对较快，术后应注意休息、定期复查。肺结核引起的肺结节患者在正规抗结核治疗并复查痊愈后，可恢复工作与生活；细菌、真菌引起的肺结节患者在抗感染、抗真菌治疗恢复后可正常工作。恶性结节患者术后应根据肿瘤侵犯范围、淋巴结转移程度等制订进一步治疗和随访计划。同时，患者应调整生活方式，保持良好的生活习惯，起居规律，不熬夜。同时加强营养，宜食含有丰富营养、易消化的食物，并适当补充维生素。如有吸烟习惯的患者应立刻戒烟。此外注意适当体育锻炼，增强抵抗力。

二、随访过程中常用的 CT 检查安全吗？

胸部 CT 是发现肺结节和术后随访的重要检查方法。CT 检查对人体的危害是被检查者会暴露于较大剂量的 X 线辐射。目前，低剂量螺旋 CT 检查的辐射剂量为普通螺旋 CT 的 50% ～ 60%，接近常规正侧位胸部 X 线检查和胸部 X 射线透视的辐射剂量。在美国和日本等国家，大量中老年人每年会接受低剂量螺旋 CT 检查。此外，两次 CT 检查之间都有一定的时间间隔，对人体的影响很小。

三、肺结节为何需要定期随访？

定期随访是指医院对曾就诊的患者以各种联系方式（电话、门诊等）定期了解患者病情变化和指导患者康复的一种服务和观察方法。建议肺结节患者定期来院复查，进行必要的辅助检查（胸部 CT 等），以了解肺结节的变化情况，如大小、密度、形状等，这对肺结节的定性、下一步的随访及治疗方案具有重要作用。

四、什么样的结节需要定期随访？

严格意义上讲，除炎性结节外，部分实性结节、磨玻璃阴影等均需要严格的定期随访。换句话说，凡是不能完全排除恶性可能的肺结节，均需要定期随访。如果随访过程中出现结节直径变大、实性成分增多、形状变得不规则等情况，提示肺结节可能为恶性或已经恶变，应进一步评估身体情况，如无禁忌证，尽早行胸腔镜微创手术切除。

五、肺结节应怎样随访？

对于没有长年吸烟史及肺癌家族史的患者，随访方法为定期复查胸部 CT（低剂量 CT）。实性结节（CT 表现高密度均质）的随访频率如下：①实性结节直径≤ 4 mm 者，每年随访 1 次；②实性结节直径为 4 ~ 6 mm 者，12 个月内重新评估，若无变化，以后每年随访 1 次；③实性结节直径为 6 ~ 8 mm 者，6 ~ 12 个月内随访 1 次，若无变化，18 ~ 24 个月内再随访 1 次，以后每年随访 1 次；④实性结节直径＞ 8 mm 者，采用传统随访频率，即 3 个月、6 个月、12 个月和 24 个月各随访 1 次，以后每年随访 1 次。

磨玻璃结节（CT 表现酷似磨玻璃样）的随访频率如下：①直径≤ 5 mm 者，不需要随诊；②直径＞ 5 mm 者，3 个月内复查 CT，若无变化，需要连续复查 3 年。

对于部分实性结节（实性结节与磨玻璃结节混合），应在 3 个月内复查 CT，如果无变化或实性成分＜ 6 mm，则需要复查 5 年。如果结节增大或≥ 5 mm，则需要活检或手术切除。

对于有长期吸烟或肺癌家族史的患者，根据结节密度和大小采取不同的 CT 随访频率。总体原则为风险低的结节随访间隔时间长，风险高者随访间隔时间短。应尽量做到及时发现病情进展，从而及时进一步处理。在美国国家肺癌筛查试验（National Lung Screening Trial，NLST）中，CT 筛查组中 96.4% 的阳性结节为良性。因此，NLST 提出如下建议：

（1）对于直径＜ 5 mm 的实性肺结节或磨玻璃结节，不建议进行常规随访，可进行 1 年或更长间歇的随访。

（2）对于含有脂肪或钙化的肺结节，须考虑错构瘤或肉芽肿等良性病变。

（3）冠状位或矢状位阅片有助于区分瘢痕、肺内淋巴结与肺结节。对于直径很小或存在明显良性征象的肺结节，应在适当的时机告知患者，以缓解患者的恐慌。

六、随访过程中肺结节是否会转移或消失？

肺结节是否会转移或消失，需要联合引起肺结节的疾病进行分析。目前已知可引起肺结节的疾病主要包括良性和恶性两大类。良性疾病（如肺部感染、肺结核、肺曲霉菌）引起的肺结节多数可在积极抗感染、抗结核、抗真菌等规范治疗后逐渐缓解甚至消失，这些原因引起的肺结节不会转移；肺部炎性假瘤无转移且较难自行消失，若不进行手术活检通常难以明确诊断；肺动静脉瘘、先天性发育异常等良性疾病引起的肺结节也无转移，多无法自行消失。若肺结节由恶性肿瘤（如肺癌或转移性肺癌）引起，则可能通过淋巴系统、血液循环、肺内播散等方式转移，这类肺结节无法自行消失，会随疾病进展，此类肺结节可能逐步增大并形成病灶。

七、结节会影响寿命吗？

　　总体来说，肺结节是否影响寿命取决于肺结节的性质。良性结节（如炎性结节、错构瘤等）不会造成严重后果，对寿命无明显影响。对于恶性肺结节，若发现时处于病变早期，并能及时进行手术切除，患者通常有良好的治疗效果，一般不会显著影响寿命。但是，若未及时治疗，恶性肺结节会影响寿命。

（李好）

第四章　肺癌基因检测的意义

　　基因作为遗传物质的最小功能单位，是指具有生物学意义的一段 DNA。基因突变是指细胞中 DNA 核苷酸序列发生稳定的改变。未突变的基因被称为"野生型（wild type）"。研究发现，恶性肿瘤的发生是因为原癌基因的激活和抑癌基因的功能丧失，涉及多个基因的改变。基因突变包括替换、重复、插入、缺失、基因拷贝数变异和结构变体（倒位和易位）。基因突变可导致细胞生长和增殖失控，最终导致肿瘤发生。目前可针对肿瘤的基因图谱进行检测，从而确定哪些基因发生了突变，即基因检测。

　　肺癌的发生和发展是外因（环境因素和生活因素）和内因（遗传因素）共同作用的结果，在多种高危因素的长期刺激下，可出现多种基因和信号通路的改变，最终导致肺癌。肺癌的治疗已经迈入精准时代，越来越多的靶向药物问世，更多的患者受益于这些特异性强、副作用小的"私人定制"精准治疗模式。国家卫生健康委员会发布的《新型抗肿瘤药物临床应用指导原则（2020 年版）》明确指出，抗肿瘤药物临床应用需在病理组织学确诊后或靶点检测后方可使用。通过基因检测分析相关基因的突变状态，可找出肿瘤发生发展的驱动基因（即关键基因），了解敏感突变和耐药突变，进行实验室研判和临床研判，从而使患者能在正确的时间获得正确的药物治疗，达到最佳的治疗效果。同时，肿瘤基因检测有助于确定患者是否适用程序性死亡蛋白 -1（programmed death-1，PD-1）抑制剂。此外，基因检测还可以判断肿瘤患者是否有遗传风险，可实现对肿瘤治疗效果的动态监测，更准确地估计患者的生存时间及复发风险。

　　肺癌的基因检测需要获取肿瘤细胞。临床上通常有 3 种样本：①术中肿瘤样本：手术中切除的肿瘤组织，是最佳样本，可以说是"金标准"。②穿刺活检样本：通常在局部麻醉下用很细的针刺入疑似肿瘤，以获取少量细胞用于分析；创伤很小，可避免不必要的手术。③液体活检样本：主要指通过分析血液里的癌细胞或癌细胞释放到血液中的 DNA 进行分析。当无法获取足够组织样本或组织样本年代久远，可以考虑用血液样本代替。

　　虽然肿瘤组织是最好的样本，但癌症患者的病理标本通常非常有限，同样大小的组织，若仅检测几个确定的靶点，患者在现有药物耐药后，可能会失去使用其他新药物的治疗机会，因此应尽量全面了解癌症患者的基因突变情况，为未来整个治疗过程提供分子学证据。此外，未来出现新的靶点和靶向药物时，需要重新获取患者的肿瘤组织进行基因检测，这对于很多患者来说非常困难。

　　不同级别的基因检测从检测设备、数据分析、专家团队、临床匹配等各个方面都有天壤之别，因此应尽量选择权威的基因检测团队。高质量的全基因组测序能让患者在肿瘤治疗中全程受益，因此在患者经济条件允许的情况下，应尽量选择全基因组检测，以全面了解突变情况，便于医生全面了解患者的基因信息。

　　近年来，液体活检（liquid biopsy，LB）正在逐步应用于临床，通过检测和分析癌症相关物质可以指导肿瘤的临床决策。通过二代测序技术，实时动态循环肿瘤 DNA（circulating tumor deoxyribonucleic acid，ctDNA）检测只需抽取 5 ～ 10 ml 血液即可检测与发生实体肿瘤相关的所有基因改变。对接受不同类型治疗（包括化疗、靶向治疗和免疫治疗等）的患者进行检测后发现，ctDNA 检测可能比影像学更早反映患者是否对治疗有反应，且 ctDNA 水平可以反映和预测患者免疫治疗的长期获益情况。

　　肺癌基因检测的费用一般取决于检测位点的数量，检测数量越多，价格越高，全基因检测最昂贵。不同基因检测公司的定价略有不同，但差别不会太大。实用型临床热点基因［592 个 DNA 基因（53 个 RNA 融合基因）＋肿瘤突变负荷（tumor mutation burden，TMB）＋微卫星不稳定性（microsatellite instability，MSI）＋错配修复蛋白缺失（deficiency of mismatch repair，dMMR）＋ PD-L1 ＋相关蛋白质］的检测费用为 16 800 ～ 20 000 元。出具结果需要约 2 周，最终检测结果必须由专业医师解读。

（洪专）

参考文献

［1］国家卫生健康委办公厅 . 新型抗肿瘤药物临床应用指导原则（2020 年版）. 2020. http://www.nhc.gov.cn/cms-search/xxgk/getManuscriptXxgk.htm?id=6c00e8559ee54cd29585c7f39e8a23c4.

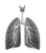

第五章 肺癌的病理诊断与分期

第 1 节 肺癌的组织病理学

一、肺癌的组织病理分型

肺癌是指原发于肺的上皮源性恶性肿瘤。参考 2021 年《WHO 胸部肿瘤分类（第 5 版）》，肺癌可分为上皮性肿瘤和神经内分泌肿瘤两大类。上皮性肿瘤包括腺癌、鳞状细胞癌、腺鳞癌、大细胞癌、肉瘤样癌和涎腺来源的癌（如腺样囊性癌、黏液表皮样癌）等。神经内分泌肿瘤包括小细胞癌、大细胞神经内分泌癌、不典型类癌和典型类癌。其中腺癌和鳞状细胞癌最常见，约占全部原发性肺癌的 80%，小细胞癌约占 15%。此外，WHO 最新分类中增加了胸部 *SMARCA4* 缺陷的未分化肿瘤。

二、肺腺体前驱病变

肺腺体前驱病变可以通俗地理解为癌前病变，包括原位腺癌（adenocarcinoma in situ，AIS）和不典型腺瘤样增生（atypical adenomatous hyperplasia，AAH）。《WHO 胸部肿瘤分类（第 5 版）》中不再将 AIS 归为浸润前病变，这一病理分类的改变对于医生和患者均具有重要意义，按照以往标准，患者疑诊肺原位癌即意味着已被考虑为肺癌，原则上治疗策略会选择手术，而在新的分类下，AIS 被定义为腺体前驱病变，极大地改变了

33

临床医生对肺原位癌的处理方式，至少需要重新斟酌和考虑是否手术。

1. AAH

AAH 是由 Ⅱ 型肺泡细胞或 Clara 细胞贴附于肺泡壁（有时贴附于呼吸性细支气管）生长的一种异型增生性改变，病灶常 ≤ 0.5 cm。CT 通常以磨玻璃样改变为特点。镜下组织学表现为肺泡结构完好，肺泡上皮增生呈一致的立方形或矮柱状，有轻度非典型性，核仁缺乏或模糊。

2. AIS

AIS 是 2011 年提出的新概念，是一种小的（< 3 cm）局限性非浸润性腺癌，其细胞仅限于沿先前存在的肺泡结构附壁生长，无侵袭性特征。AIS 的诊断须基于手术切除标本，且需要对肿瘤病灶完全取样，而不能基于小活检或细胞学标本。AIS 细胞核异型性不明显，常见肺泡间隔增宽伴纤维化。AIS 手术切除后的无病生存率为 100%。

三、微浸润性腺癌

微浸润性腺癌（micro-invasiveadenocarcinoma，MIA）定义为 ≤ 3 cm 的孤立性腺癌，界限清楚，以附壁生长为主，肿瘤任意切面的浸润最大径 ≤ 5 mm，且除外脉管侵犯、胸膜侵犯及肿瘤细胞气道内播散等危险因素。肺内多灶腺癌也适用 MIA 的诊断，前提是排除肺内播散的可能。诊断 MIA 须基于手术切除标本，不能基于小活检或细胞学标本。MIA 多为非黏液性，罕见为黏液性。MIA 在 TNM 分期中被定为 T1a 期。MIA 完整切除后患者的总体 5 年生存率为 100%。

四、浸润性腺癌的常见组织学类型

1. 浸润性非黏液性腺癌

浸润性非黏液性腺癌是具有腺体分化的形态学或免疫组织化

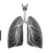

学证据的非小细胞癌，其浸润区＞ 0.5 cm，不具备其他类型肺腺癌的诊断标准。浸润性非黏液性腺癌的主要组织学类型包括：附壁生长型腺癌、腺泡型腺癌、乳头状腺癌、实体型腺癌和微乳头型腺癌。微乳头成分常作为肺内播散的一种形式出现，即沿气道播散（spread through air spaces，STAS），肿瘤细胞以微乳头、实性细胞簇、环状结构或单个肿瘤细胞的形式离开原发灶，漂浮在肿瘤周围的正常肺泡腔内。出现 STAS 的病例具有较高的复发率，预后差。

2020 年国际肺癌研究协会（International Association for the Study of Lung Cancer，IASLC）和《WHO 胸部肿瘤分类（第 5 版）》对浸润性非黏液性肺腺癌提出了新的分级系统。新的分级系统基于"优势亚型＋高级别亚型"做出分级。腺癌的高级别亚型包括实体型、微乳头型和（或）复杂腺体结构的腺癌。分级如下：① 1 级（高分化腺癌）：附壁为主型腺癌，伴或不伴＜ 20% 高级别腺癌。② 2 级（中分化腺癌）：腺泡或乳头为主型腺癌，伴或不伴＜ 20% 高级别腺癌。③ 3 级（低分化腺癌）：腺癌伴≥ 20% 高级别腺癌。

2. 浸润性黏液性腺癌（invasive mucinous adenocarcinomas，IMA）

IMA 是原发性肺腺癌，肿瘤细胞由柱状细胞和细胞质内含有大量黏液的杯状细胞组成。IMA 须与肺外部位（包括胰胆管系统、胃肠道和卵巢）的转移性腺癌相鉴别。黏液性乳腺癌通常表达 GATA3 和 ER；黏液性结直肠腺癌 SATB2、CK20 和 CDX2 表达阳性，偶尔表达 TTF-1（肺腺癌的重要标志物）。因此，病理诊断时必须结合临床病史和影像学检查进行鉴别诊断。IMA 的分子特征中最常见的改变是 KRAS p.G12D 和 p.G12V 突变（约 60% 的病例），与胃肠癌类似，但与非黏液性腺癌不同的是 EGFR 突变较为罕见（仅约 1% 的病例），但基因融合突变（如 NRG1、ALK、BRAF、RET、ROS1 和 NTRK1）的发生率高达 12%。

3. 其他特殊腺癌亚型

其他特殊肺腺癌亚型包括胶样腺癌、胎儿型腺癌、肠型腺癌等。由于肺肠型腺癌的组织学和免疫表型常与结肠腺癌难以区别（少数结肠癌转移病例可表达 *TTF-1*），因此病理诊断肺肠型腺癌时必须结合临床病史和影像学等检查结果，排除转移性结直肠腺癌后才能做出肺肠型腺癌的病理诊断。近期研究显示，约 1/2 的肠型腺癌保留了普通肺腺癌的分子特征（如 *EGFR*、*ALK*、*BRAF* 等突变谱），而转移性结直肠癌则更多发生 *APC* 基因突变，这一分子特征对于鉴别诊断有重要的临床意义。

五、肺鳞状细胞的前驱病变

肺鳞状细胞前驱病变起源于支气管上皮，属于气道上皮瘤谱的一部分，伴有体细胞遗传性异常的积聚性改变，包括鳞状上皮异型增生和鳞状细胞原位癌（squamous carcinoma in situ，SCIS）。

六、肺鳞状细胞癌

鳞状细胞癌（squamous cell carcinoma，SCC）是一种恶性上皮性肿瘤，其特征是出现角化和（或）细胞间桥，或形态为未分化非小细胞癌，免疫组织化学表达鳞状细胞分化标记的非小细胞癌。罕见的特殊类型淋巴上皮癌是一种伴有不同数量淋巴浆细胞浸润的低分化鳞状细胞癌，常与 EB 病毒感染相关。

七、肺神经内分泌肿瘤（neuroendocrine neoplasm，NEN）

NEN 分为神经内分泌瘤（neuroendocrine tumour，NET）和神经内分泌癌（neuroendocrine carcinomas，NEC）。其中 NET 括低级别的典型类癌（typical carcinoid，TC）和中级别的不典型类癌（atypical carcinoid，AC）；NEC 包括大细胞神经内分泌癌

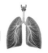

（large cell neuroendocrine carcinoma of the lung，LCNEC）和小细胞癌（small cell lung carcinoma，SCLC）。肺 NEN 常具有神经内分泌形态，如器官样生长模式伴梁状、菊形团、岛状、栅栏状、条带状、假腺样或实体型，而真正的腺腔或乳头不常见。

八、罕见肺癌类型

其他罕见类型的肺癌还包括腺鳞癌、大细胞癌、多形性癌、肺母细胞瘤、癌肉瘤、肺 NUT 癌、胸部 *SMARCA4* 缺陷的未分化肿瘤等。

九、不同肺癌病理类型的预后

肿瘤的预后受多种因素的影响，如肿瘤大小、有无淋巴结转移、远处部位转移、脉管内癌栓及气道播散等。单从肺癌的组织学类型来讲，浸润前肿瘤相比浸润癌预后好，如原位腺癌、原位鳞状细胞癌、类癌等；微浸润腺癌预后好于浸润性腺癌。浸润性癌中，小细胞癌由于恶性程度高，常以远处转移性病灶为首发，预后较差。

第 2 节　肺癌的细胞病理学诊断

一、痰液标本的采集送检

推荐采集晨痰送检。嘱咐患者清晨起床刷牙、漱口后，用力从肺内咳出，可以多咳几次。若患者无法咳痰，可采用雾化吸入诱咳采痰，也可以在支气管镜检查后取痰（检后痰）。有条件的情况下，应尽量有医护人员在现场指导患者正确咳痰。患者咳出的痰液应在 2 h 内送检，防止细胞退变。肉眼观察痰液为黏性灰白色样痰、陈旧性血丝样痰、脓性痰及无黏性坏死样痰为合格痰液。痰液量不限，一般一次送检 2 ～ 3 口痰液，连续送检 3 次。

二、支气管镜刷检及支气管肺泡灌洗的采集送检

支气管镜刷检是利用纤维支气管镜对位于气管、支气管的病变进行取材，刷取物直接涂片后应立即放入固定液中进行固定，同时将刷取物放至装有保存液的标本收集瓶内反复涮洗多次，用于液基细胞学检查。

支气管肺泡灌洗标本是利用支气管镜进入第 3 ～ 4 级支气管后，注入无菌生理盐水，负压吸引回收含细胞等物质的液体用于细胞学诊断。灌洗液可以离心涂片或使用液基细胞制片进行检查。

三、胸腔积液的采集送检

在局部麻醉下由临床医师经皮肤穿刺抽取胸腔液体标本，一般留取 50 ～ 500 ml 积液。胸腔积液抽出后应及时送检，病理科医师在收到标本后应立即离心涂片或进行液基细胞学处理，若当天不能处理，应在 4℃冷藏保存，可以使细胞形态保持完好。当胸腔积液内含有较多的纤维蛋白易形成凝块而无法制片时，可以在第二次抽液时预先在标本瓶内加入 3.8% 枸橼酸钠防止凝结，其量为标本总量的 1/10。由于肝素等抗凝剂是分子检测的抑制物，因此一般不加抗凝剂。

四、CT 引导下经皮肺细针穿刺标本的采集送检

在 CT 或超声定位下，对肺部病变用专用肺活检针经皮于肋间隙直接刺入肺内病灶，采用负压抽吸法取出病变组织，制作涂片后，立即置入细胞固定液中进行固定处理。同时将穿刺针筒内残留的细胞成分放入装有液基细胞保存液的标本收集瓶内反复冲洗多次，以备液基细胞学检查。此法简便、易操作，风险较小，气胸的概率更低。

五、肺癌细胞病理诊断报告中的常用术语

1. 阴性报告常见术语

阴性报告的常见术语包括"未见恶性细胞""见增生的上皮细胞""见核异型细胞，发现具有低级别非典型增生的细胞，但不能明确其良恶性""炎性坏死（凝固性坏死）组织及上皮样细胞，考虑结核可能"等。

2. 阳性报告常见术语

（1）怀疑性诊断：适用于细胞异型性较大，怀疑为恶性肿瘤，但因为细胞量较少，不能完全肯定的诊断病例，建议临床再次检查或用其他方式进一步检查。常见诊断用语如"穿刺组织内见少量异型细胞，疑为非小细胞癌"等，建议免疫组织化学检查或必要时再取组织以明确诊断。

（2）倾向性诊断：指疾病诊断基本明确，但不能完全肯定或有所保留的诊断。根据明确程度，常在诊断名称中冠以"符合……""考虑为……""倾向于……""疑似……"或"……可能性大"等字样，如"肺低分化癌，结合免疫组织化学结果倾向于低分化腺癌"。

（3）肯定性诊断：病理诊断确定，直接列出病理诊断，无须描述，简洁明了，如"中分化鳞状细胞癌"。

第3节　肺癌的免疫组织化学与分子病理标志物检测

1. 病理报告中常用的免疫组织化学标志物及其用途

（1）用于鉴别腺癌与鳞状细胞癌的免疫组织化学标志物：TTF-1、NapsinA、p40 和 CK5/6 等。

（2）神经内分泌肿瘤的辅助诊断标志物：Syn、CgA、CD56、CK-pan 等。

（3）靶向治疗与免疫治疗相关标志物：ALK（D5F3）、PD-L1 等。

（4）转移癌辅助鉴别诊断标志物：①乳腺癌：GATA-3、GCDFP15、Mammaglobin。②肾细胞癌：CD10、PAX8。③卵巢液性癌：PAX8、PAX2、WT-1。④前列腺癌：PSA、PSMA、NKX3.1。⑤胃肠道腺癌：CDX2、villin 等。

2. 肺癌靶向治疗相关分子标志物检测的标本选择依据

准确的肺癌分子分型是精准靶向治疗的前提，肺癌最重要的分子标志物包括 EGFR、ALK、ROS1、MET、RET、NTRK1/2/3、BRAF、KRAS、HER2，可供选择的标本主要包括福尔马林固定石蜡包埋（Formalin-fixed paraffin-embedding，FFPE）标本、细胞学标本（包括胸腔积液、经皮肺穿刺活检、痰液、肺泡灌洗液等）、血液标本。应根据标本的可及性、患者治疗的过程合理选择正确的标本进行送检。组织标本应由病理科医师评估肿瘤细胞含量合格后再行分子检测。值得注意的是，血液样本检测阴性结果不排除漏检的可能，肺癌骨转移标本进行过酸脱钙处理后无法用于分子检测。

第 4 节　肺癌的病理分期

国际抗癌联盟（Union for International Cancer Control，UICC）/美国癌症联合委员会（American Joint Committeeon Cancer，AJCC）的肺癌 TNM/pTNM 分期（第 8 版），具体如下（图 5-4-1）：

1. T 分期

Tx：未发现原发肿瘤，或通过痰细胞学或支气管灌洗发现癌细胞，但影像学及支气管镜无法发现。

TO：无原发肿瘤的证据。

Tis：原位癌。

T1：肿瘤最大径＜ 3 cm，周围包绕肺组织及脏胸膜，支气

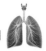

管镜见肿瘤侵及叶支气管，未侵及主支气管。

Tla（mi）：微浸润腺癌（MIA）；Tla：肿瘤最大径≤1 cm。

Tlb：肿瘤最大径>1 cm 且≤2 cm。

TIc：肿瘤最大径>2 cm 且<3 cm。

T2：肿瘤最大径>3 cm 且<5 cm；侵犯主支气管（不常见的表浅扩散型肿瘤，无论体积大小，侵犯限于支气管壁时，虽可能侵犯主支气管，仍为 T1），但未侵及隆突；侵及脏胸膜；有阻塞性肺炎或部分或全肺肺不张。符合以上任何 1 条即归为 T2。

T2a：肿瘤最大径>3 cm 且≤4 cm。

T2b：肿瘤最大径>4 cm 且≤5 cm。

T3：肿瘤最大径>5 m 且<7 cm，直接侵犯以下任何 1 个器官，包括：胸壁（包含肺上沟瘤）、隔神经、心包；同一肺叶出现孤立性癌结节。符合以上任何 1 条即归为 T3。

T4：肿瘤最大径>7 cm；无论大小，侵及以下任何 1 个器官，包括：纵隔、心脏、大血管、隆突、喉返神经、主气管、食管、椎体、隔肌；同侧不同肺叶内出现孤立性癌结节。

2. N 分期

Nx：区域淋巴结无法评估。

N0：无区域淋巴结转移。

N1：同侧支气管周围和（或）同侧肺门淋巴结以及肺内淋巴结有转移，包括直接侵犯而累及。

N2：同侧纵隔内和（或）隆突下淋巴结转移。

N3：对侧纵隔、对侧肺门、同侧或对侧前斜角肌及锁骨上淋巴结转移。

3. M 分期

M0：无远处转移。

M1：有远处转移。

M1a：局限于胸腔内，包括胸膜播散（恶性胸腔积液、心包积液或胸膜结节）以及对侧肺叶出现癌结节。

M1b：远处器官单发转移灶为 M1b。

	N0	N1	N2	N3	M1a	M1b	M1c
T1a	ⅠA1	ⅡB	ⅢA	ⅢB	ⅣA	ⅣA	ⅣB
T1b	ⅠA2	ⅡB	ⅢA	ⅢB	ⅣA	ⅣA	ⅣB
T1c	ⅠA3	ⅡB	ⅢA	ⅢB	ⅣA	ⅣA	ⅣB
T2a	ⅠB	ⅡB	ⅢA	ⅢB	ⅣA	ⅣA	ⅣB
T2b	ⅡA	ⅡB	ⅢA	ⅢB	ⅣA	ⅣA	ⅣB
T3	ⅡB	ⅢA	ⅢB	ⅢC	ⅣA	ⅣA	ⅣB
T4	ⅢA	ⅢA	ⅢB	ⅢC	ⅣA	ⅣA	ⅣB

图 5-4-1　**第 8 版 TNM 分期在肺癌中的分期**

　　M1c：多个或单个器官多处转移为 M1c。

　　肿瘤的 TNM 分期与患者的预后及治疗直接相关，如原位癌属于ⅠA 期，通常没有淋巴结及远处转移，手术后患者无须辅以放化疗及靶向治疗等，术后 5 年、10 年的无病生存率为 100%。相反，如果术后肺腺癌处于ⅠB～ⅢA 期且患者 *EGFR* 基因突变，则需要辅以术后靶向治疗辅助。若分期为Ⅳ期，患者将失去手术治疗机会，需要接受放疗、化疗、免疫治疗及靶向治疗等。

（高杰　相学平）

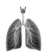

第六章 易与肺癌混淆的疾病

第 1 节 鉴别肺癌与肺良性病变

很多人在检查报告单上一看到肺结节便开始怀疑自己患了肺癌，精神高度紧张，甚至不敢告诉家人和朋友，严重影响工作和生活。这些肺结节真的全部都"来者不善"吗？其实，肺结节有多种性质，良性结节包括炎性假瘤、错构瘤、结核球、肉芽肿、肺脓肿、硬化性血管瘤、真菌感染、肺内淋巴结等；癌前病变包括不典型腺瘤样增生；恶性结节则可能是早期原发性肺癌或肺部转移瘤。

因此，肺部小结节并不一定是肺癌，许多肺部疾病也可以表现为肺部小结节，不能笼统地将肺小结节视为肺癌的早期状态。在所有肺结节（包括肺小结节）中，良性肿瘤和感染性疾病占有一定比例，因此发现肺结节不必惊慌失措，但也不能掉以轻心，而是应到正规医院胸外科就诊。医生会根据多种因素进行综合分析，高危因素包括：年龄、性别、吸烟史、戒烟时间、胸外恶性肿瘤史、结节直径、位置（是否位于肺上叶）、形态（如有无毛刺）、肺癌家族史、肺气肿、部分实性结节等，从而根据肺结节的影像学特征并结合其动态变化情况来判断肺结节的良恶性。

肺结节的分类依据放射影像学表现来判断。根据肺结节有无钙化可分为钙化结节和非钙化结节，钙化结节大多为良性。对于非钙化结节，根据其在计算机断层扫描（computer tomography，

CT）下的特征性表现［主要为结节内部软组织成分的比例（即结节的密度能否完全遮盖肺实质中的支气管和血管束）］，可将其分为实性结节和亚实性结节。实性结节的 CT 显示高密度影，内部看不到肺实质的结构；而亚实性结节的 CT 表现为密度增高，但不足以掩盖内部的支气管和血管束，呈现类似"磨玻璃"表现的淡薄云雾状影像，因此又被称为磨玻璃结节（GGN）。实性结节和亚实性结节最根本的区别是内部软组织成分的含量，当结节内部细胞和软组织成分含量较少时呈现磨玻璃密度影，随着细胞和软组织成分增多，结节密度逐渐增加，磨玻璃结节内部出现实性成分，进一步发展则可能变为实性结节。这既可能是不同的疾病类型，也可能是同一疾病在不同时期的表现。非钙化结节恶性可能较高。

　　结节本身的形态特征是判断良恶性的主要因素；吸烟和其他高危因素可以增加恶性结节的发生概率；结节越小，恶性可能也越小；实质性结节如果 2 年内没有明显变化则可判定为良性。肺结节的大小与结节的恶性可能有一定的相关性，研究发现：直径＞ 2 cm 的结节 64% ～ 82% 为恶性；直径 5 ～ 10 mm 的结节 6% ～ 28% 为恶性；直径＜ 5 mm 的结节的恶性率＜ 1%。部分直径＜ 4 mm 且无高危因素的微小结节甚至不必长期随访。通过对结节的进一步分析发现，同时期的部分实性磨玻璃结节及纯磨玻璃结节的恶性率分别为 63% 和 18%，而实性肺结节的恶性率只有 7%。因此部分实性结节也就是混合性磨玻璃结节需要重点关注。

　　目前临床诊断的难点在于对＜ 1 cm 结节的定性诊断，该类结节有一定的恶性可能，但由于体积太小，影像学检查很难辨别其形态特征，而有创性检查（如穿刺）又因结节大小和位置等因素的限制很难获取病理标本。此时，需要结合患者的危险因素综合分析或定期 CT 随访。

　　对于暂时不能定性的肺部小结节，尤其是＜ 1 cm 的结节，多采取定期随访的方法来进行动态观察。主要目的就是通过观察结节生长的快慢来判断结节的性质。肺结节生长速率与其病理类型和血液供应密切相关，恶性结节生长较快，反之结节越小、

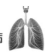

恶性程度越低、血供越差，其生长速率也就越慢。肺结节的生长速率可以通过结节的体积倍增时间（VDT）来体现，也就是肺结节体积增加1倍所需要的时间。结节体积的增加一般是通过测量其在CT片上的直径来计算，直径增长26%，表示体积增约1倍。例如，直径为4 mm的结节直径增加1 mm，它的体积就大约增加了1倍。生长过快或很慢的肺结节通常都是良性结节。例如，感染性结节VDT可能＜30天，肉芽肿及错构瘤等良性结节的VDT可能＞400天。VDT在30～400天的肺结节要高度怀疑恶性可能，假如实性结节随访2年没有变化则提示良性。所以通过CT动态随访观察肺结节的VDT也是判断肺结节良恶性的重要依据之一。

第2节 肺结节病

肺结节病与肺结节是完全不同的疾病。肺结节病是一种原因未明的、以非干酪肉芽肿为病理特征的系统性疾病。肺结节病是一种多器官受累性疾病，常累及肺（约90%的肺结节病患者存在肺部受累，出现呼吸道症状）、肝、心脏和神经系统，视力受累后产生的后果最为严重。约50%的肺结节病患者无症状，常见的症状包括咳嗽、发热、关节痛、视力改变、皮肤病变，其中70%患者有疲劳感。

肺结节病是一种排除性诊断，没有特定的确诊方法。由于其临床表现多变，故通常需要影像学及病理学评估来明确诊断。易与肺结节病混淆的疾病包括肺癌、结核、淋巴瘤、过敏性肺炎、恶性肿瘤的结节样变以及组织胞浆菌病。

典型的肺结节病胸部CT表现为肺门和纵隔结节影和磨玻璃影、沿外周支气管-血管分布的肺纤维化、肺实质结节影和粟粒样改变。这些改变以中上肺为主。

大多数肺结节病具有自限性，患者不需要接受药物治疗。但是，小部分患者病情迁延，可发展为慢性肺结节病，甚至死亡。

若患者病情恶化，应根据肺功能受损及特定器官受累等情况进行谨慎分析后，再决定是否使用糖皮质激素或其他免疫抑制剂，治疗时长应持续 12 ～ 18 个月。推荐糖皮质激素作为初始治疗，甲氨蝶呤为二线治疗药物。

肺结节病患者中肺动脉高压的发生率为 5% ～ 12%，而在等待肺移植的肺结节病患者中则高达 74%。出现肺动脉高压是患者死亡的独立危险因素。

第 3 节　良性转移性平滑肌瘤

有一种肺良性肿瘤可能会出现双肺转移，即良性转移性平滑肌瘤（benign metastasizing leiomyoma，BML）。BML 是一种非常少见的良性疾病，虽然有肺部转移或腹膜播散的生物学行为，但在组织病理学上呈良性肿瘤的表现，预后良好。

BML 好发于育龄期女性，继发于子宫平滑肌瘤，所有 BML 患者均有子宫平滑肌瘤病史或行子宫肌瘤切除术，常转移至远离子宫的部位，如肺（最常见）、盆腔外淋巴结、腹膜、腹膜后间隙及心脏等。肺内结节可在子宫肌瘤切除术后 3 个月至 20 年发现。

BML 的 CT 表现包括：①散在分布于肺内，呈结节状或团块状，少数为孤立性结节，大小不等，少数病例的结节呈粟粒状或出现空洞，肿瘤的直径为数毫米至数厘米，最大可达 15 cm。通常密度均匀，无钙化，少数病灶有分叶。增强后无明显强化或轻度不均匀强化。②不累及支气管和胸膜，无胸腔积液和肺门淋巴结肿大。③可见囊肿、含液囊肿和粟粒样改变等。

影像学表现无法鉴别 BML 与转移瘤，通常需要结合免疫组织化学结果进行鉴别。BML 病理提示明确的平滑肌表型与低增殖指数，生长缓慢，通常呈雌激素受体（＋）或孕激素受体（＋）。

（王明松）

第七章　肺癌的化疗

人们通常"谈癌色变"，而提到癌症的治疗手段之一——化疗时，更是畏如虎狼，非常抵抗，化疗真的那么可怕吗？肺癌的化疗会加速患者病情的恶化吗？

第 1 节　什么是化疗

化疗是化学药物治疗的简称，即通过使用化学治疗药物杀灭癌细胞达到治疗目的，本质上可以理解为用"西药"治疗。治疗癌症的药物有很多种，但"化疗药物"通常是指"细胞毒性药物"。虽然许多"替尼"类药物也是化学药物，但由于它们与传统细胞毒性药物的作用机制和临床特点不同，故通常把它们归入"靶向治疗"。

化疗是恶性肿瘤治疗中的"支柱手段"之一，化疗联合手术治疗和放疗的综合治疗已成为大多数癌症患者主要的治疗模式。人们常说"存在即合理"，现阶段化疗是治疗肿瘤的重要手段之一，必有其治疗的有效性和应用价值，而其不能成为治疗肿瘤的唯一或最佳选择，也说明它具有一定的局限性。

化疗药物可直接作用于肿瘤细胞，在其生长、增殖的不同环节抑制或杀死肿瘤细胞。在杀伤肿瘤细胞的同时，化疗药物也会杀伤正常组织细胞，尤其是生长旺盛的血液、淋巴组织细胞等，从而破坏人体的免疫系统，加速癌症进展。因此，应用化疗药物的艺术在于最大限度地发挥其效力和减小其毒性反应。化疗的同时还需要配合免疫支持治疗、姑息减症治疗、心理社会支持等手段，使癌症患者保持最佳的生活状态。

因此，对于"化疗会加速肺癌恶化吗？"的问题，应"因人而异、因病而异、因药而异"，不能一概而论。对于一般患者，应积极就诊，由医生分析判断病情，确定是否进行化疗及具体的化疗方案。

第 2 节　化疗的分类

目前，化疗可分为根治性化疗、辅助性化疗和姑息性化疗。

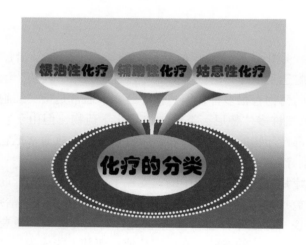

一、根治性化疗

根治性化疗是指通过化疗来治疗治愈率超过 30% 的肿瘤。例如，滋养细胞肿瘤、睾丸肿瘤、淋巴瘤、某些儿童肿瘤和急性白血病等，但绝大多数肺癌达不到根治性治疗的目的。

二、辅助性化疗

辅助性化疗是指化疗与手术、放疗相结合，在局部治疗前、中、后进行，全身与局部治疗协同进行，以降低肿瘤的局部复发率和远处转移率，增强手术及放疗的疗效。

三、姑息性化疗

多数中晚期肺癌可以通过适度的化疗达到缩小肿瘤、延缓肿瘤生长速度、缓解症状、减轻痛苦、延长患者生存时间等目的。目前，绝大多数肺癌患者采用辅助性化疗和姑息性化疗。

第3节　化疗前需要考虑的问题

化疗可以杀伤肿瘤细胞，同时也会有一定的副作用。不同病理类型需要不同的治疗方案。正规的化疗需要考虑多方面的因素。

一、肿瘤的性质

肿瘤细胞增长迅速，而人体正常细胞生长缓慢，化疗药物正是利用二者的"时间差"来有效杀灭肿瘤细胞，并保护正常细胞。在肺癌中，小细胞肺癌约占20%，其生长极为迅速，手术治疗效果差，而化疗有效率可达75%～90%。相反，部分肺癌细胞增殖速度较慢，对化疗不敏感，此时化疗的目标是缓解患者痛苦，而非彻底治愈，且化疗很少被单独用于此类肿瘤，而是与靶向治疗、免疫治疗等联合应用。

二、化疗药物的选择

患者抗拒或拒绝化疗的主要原因是其副作用大，尤其是恶心、呕吐、脱发、疲劳等。事实上，随着医学的进步，化疗药物也不断更新换代，在疗效增强的同时副作用明显减少。例如，肺癌常用的化疗药物培美曲塞、吉西他滨和多西他赛，副作用很小，甚至可以作为维持治疗长期使用。同时，已有多种化疗辅助药物可供选择，如止吐药、抑酸药、保护心、肝、肾等，综合应用可明显提高患者接受化疗的舒适度。

三、患者体质

并非所有患者都可以接受化疗。在化疗前，医生会全面评估患者的一般状况，包括日常活动、饮食、睡眠、血常规、肝肾功能等，进而决定患者是否可以接受化疗以及接受哪种化疗。

四、化疗的利与弊

化疗具有一定的副作用，但更多的是给患者带来临床获益，这就需要权衡利弊。例如，年轻且一般状况良好的患者通常需要化疗来控制病情，年龄较大且一般状况差的患者接受化疗就可能是"雪上加霜"。

第4节　肺癌的常用化疗药物

一、肺癌的常用化疗药物

肺癌简单分为非小细胞癌和小细胞癌。

非小细胞肺癌的病理类型多为鳞癌和腺癌，可选择的化疗方案较多，通常称"含铂双药方案"。"铂"是指顺铂或卡铂，可联合的药物包括培美曲塞、吉西他滨、多西他赛、紫杉醇、白蛋白紫杉醇和长春瑞滨。鳞癌多选择吉西他滨联合铂类或紫杉醇联合铂类；腺癌通常首选培美曲塞联合铂类。

小细胞肺癌的治疗方案较少，最常用依托泊苷联合顺铂或卡铂，其他药物包括伊立替康、紫杉醇等。

二、化疗周期的概念

化疗周期是从化疗第一天开始到下一次化疗开始的时间，化疗方案不同，周期长短也有所不同。化疗周期通常为 2～4 周，需要进行多个周期，在 1 个周期中化疗药物只使用 1 天或几天，其余时间休息。

在被杀伤的肿瘤细胞尚未修复前进行下一周期化疗可以使肿瘤细胞受到持续打击，甚至被消灭。化疗周期的间隔时间应考虑到停药后化疗相关副作用完全消失的时间，以使机体正常功能得到基本恢复。骨髓功能完全恢复约需要 21 天，因此肺癌化疗周期的时间也通常规定为 21 天，其他肿瘤及不同方案化疗周期的时间略有不同。

三、化疗药物的给药方式

主要通过静脉给药，还包括口服、局部肿块内注射、体腔内灌注和介入化疗等。主要根据病情和患者的具体情况来决定。

四、化疗相关的毒副作用

化疗药物几乎均具有细胞毒性，尤其是对分裂增殖比较快的细胞（如骨髓造血细胞、胃肠道黏膜上皮细胞）。因此，在有效的化疗中，毒副作用几乎是不可避免的。但是，毒副作用因患者的个体差异、具体的化疗方案而不同。常见的毒副作用包括：①骨髓造血细胞毒性：表现为骨髓抑制、外周血白细胞计数减少等。②胃肠道反应：主要表现为食欲减退、恶心、呕吐等。③血管损伤：部分化疗药物可刺激局部血管而引起静脉炎，若药物不慎漏于皮下可引起局部组织坏死。④皮肤黏膜毒性：可引起皮肤干燥、皮疹、色素沉着、硬皮、口腔黏膜溃疡、脱发等。⑤脏器损害：对心脏、肾、肝、神经系统、性腺造成损害。⑥其他：过敏反应、免疫抑制等。

经专科医生的指导，在使用化疗药物时采取适当的预防辅助措施，上述毒副作用均可减轻、控制，甚至避免。此外，停止化疗后毒副作用也可很快恢复并消失。为了有效控制肿瘤，这些暂时的毒副作用是完全可以接受的，患者无须畏惧。

第5节 化疗的误区

大众及癌症患者对化疗仍存有一些误解，主要包括以下几项：

误区一：切除癌肿即治愈，不需要进行放疗、化疗

事实上，仅有部分早期的恶性肿瘤在切除后能够根治，不是所有肿瘤都能单纯通过手术达到"不复发、不转移"的根治效果。由于肿瘤具有转移性和侵袭性，即使肿瘤已完全切除，也需要接受化疗等癌症治疗。

误区二：到非肿瘤专科治疗

不合理的化疗方案可能导致肿瘤残留，使患者化疗药物产生耐药性，给下一次治疗带来很大的困难，甚至导致整个治疗的失败。因此，建议在肿瘤专科医生的指导下接受规范的化疗。

误区三：化疗是辅助手段，只适用于晚期癌症患者

忽视了有些肿瘤可治愈。化疗是肺癌重要的治疗方法，不可手术的局部晚期非小细胞肺癌可通过化疗联合放疗的方案进行治疗，部分患者可以完全治愈；局限期肺小细胞癌可通过化疗提高患者的治愈率。对于晚期肺癌，化疗可延长患者的生存时间，提高生活质量，少部分患者可达到治愈。

误区四：化疗会"敌我不分"

化疗药物虽然对人体正常组织和细胞也有毒性作用，但相对而言，其对肿瘤细胞的杀伤力更大。

误区五：化疗药物越新、越贵、越多越好

应该选择"对的药物"。目前肺癌均有标准治疗方案，是经过临床验证的最有效、最安全的治疗选择，因此，按照现行指南、共识选择的药物是目前最好的治疗方案。新药多用于解决临床的

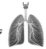

难治点，需经临床验证其疗效及安全性，并非"越新越好"。进口药物、临床新药、少见病治疗药一般较贵，但随着临床应用，价格也会逐渐降低。化疗药物均有副作用，联合用药并非越多越好。

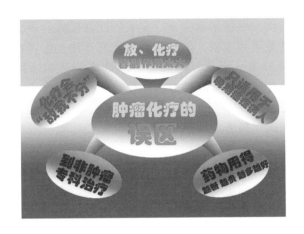

第6节　化疗的注意事项

一、配合医生完成治疗周期

由于肿瘤动力学，肿瘤化疗需要多个疗程，单个疗程不可能消灭所有肿瘤细胞，尚有化疗不敏感的非增殖期肿瘤细胞残存。同时，需要通过必要的化疗间歇，让正常组织得以修复和恢复，保证后续的治疗顺利进行。因此，化疗患者应与医生配合，坚持完成计划的化疗周期。

二、化疗过程中的注意事项

1. 静脉保护
大多数化疗药物经静脉输注，部分药物对血管的刺激性大。若发生药物外漏，应立即使用硫酸镁溶液冷敷，并用生理盐水局部稀释及药物封闭。血管刺激性大的药物应尽量行深静脉穿刺用药。

2. 加强营养

化疗期间必须重视营养补给，注意补充糖、蛋白质、脂肪、维生素等物质，尽量采取少食、多餐的饮食模式。多食易消化的食物、新鲜蔬菜和水果，勿吃刺激性大的食物。患者在化疗期间常出现味觉异常、厌食，可添加食品调味剂，如增加甜度、鲜度，以刺激食欲。饮食品种应多样化。

3. 口腔卫生

化疗期间，患者应注意口腔卫生，坚持每餐后漱口，以免出现口腔溃疡。

4. 定期返院复查

患者应遵医嘱定期进行复查，如血常规、生化指标及肿瘤特异性检查，以便及早发现问题，积极采取措施。

5. 适量运动

化疗间歇期肿瘤患者应适量运动，增强体质，以便顺利完成化疗。

（王李杰　田晓东）

第八章 肺癌的放疗

第 1 节 肺癌放疗的常识

一、放疗在肿瘤治疗中的作用

随着科技的进步，越来越多的癌症患者能够达到治愈。WHO公布的三大癌症治疗手段的总体治愈率为 55%，其中手术治疗占 27%，放疗占 22%，化疗占 6%；在未治愈的患者中，部分是由于肿瘤局部复发，大多数是因为发生远处器官转移。在美国，每年有 60% ～ 70% 的癌症患者接受过放疗，且其中大部分是通过放疗来达到根治肿瘤的目的。

放疗在很多癌症的治疗中早已不是配角，如鼻咽癌的首选治疗是放疗，其 5 年治愈率可达 80% ～ 90%，放疗治愈率提高的同时副作用也在减少。此外，放疗在姑息性治疗中也有很好的作用，如缓解癌性疼痛，尤其是骨转移后（80% 以上的疼痛经放疗可缓解），使患者的生活质量提高，也为下一步治疗提供更多的机会。

二、什么是放疗

一提到放疗，人们通常会将其与辐射联系在一起。很多人会想到辐射损伤，如皮肤损伤、脱发、口干、味觉和嗅觉改变等。但是，如今的放疗技术早已发展到"跟着肿瘤跑"，而不会对周围组织和器官造成太大的伤害。当医生建议您进行放疗时，请不要由于认为放疗不安全而拒绝这一有效的治疗手段。

放疗是指通过不同设备使射线进入肿瘤组织从而杀伤肿瘤细胞，主要包括内照射和外照射。通俗地讲，就是放疗医生将射线作为"武器"，划定准确的照射区域，像投放炸弹一样分多次剂量把肿瘤"炸掉"。目前对放疗比较敏感的癌症包括鼻咽癌、宫颈癌、前列腺癌及早期肺癌等。

三、放疗有哪些技术

放疗技术包括传统的二维放射治疗（由于毒副作用大，已逐渐被淘汰）、三维适形放射治疗（three-dimensional conformal radiotherapy，3D-CRT）、调强放射治疗（intensity-modulated radiotherapy，IMRT）、容积调强放射治疗、断层放射治疗、立体定向放射外科（stereotactic radiosurgery，SRS）治疗等。总体上，现代放疗技术可以有效避免"杀敌一千自损八百"的情况，既能有效杀伤肿瘤细胞，也能很好地保护正常组织免受损伤。

四、谁给您做放疗

放疗是团队协作的过程，涉及放疗医生、放射物理师、放射治疗师（放射技术员）、护士、工程师等人员。放疗医生是整个治疗过程的总设计师和主要负责人，负责制订和确认治疗计划，并监督和保证实施。放疗物理师的职责是根据医生的要求设计计划和验证计划等。放疗技术员必不可少，负责执行每天的治疗计划，按质按量完成患者的治疗方案。放疗护士应密切观察接受放疗的患者，参与患者护理和健康教育等。工程师负责每天检测设备以保证其正常运行，及时处理设备故障，为患者圆满完成放疗保驾护航。

五、放疗需要哪些设备

放疗辅助设备包括：固定体模、模拟定位机、治疗计划系统等。

放疗治疗设备包括直线加速器、后装治疗机、伽马刀、机器人放射外科手术系统（射波刀，又称赛博刀）、螺旋断层放射治疗系统（TOMO）、质子放疗和重粒子放疗设备等。

六、放疗需要做哪些准备

放疗前及放疗后，患者及家属应注意以下几点：①放疗前应做好思想准备，了解放疗的注意事项和可能的毒副作用；②除特殊情况外，患者无须空腹；③照射野画线切忌涂抹；④被照射过的皮肤应避免暴晒和使用刺激性沐浴液；⑤衣着应宽大柔软，以棉质为好；⑥防寒保暖，预防感冒。⑦加强营养，合理饮食。

七、放疗的具体过程

放疗大致可分为以下 3 步：

1. 评估患者是否适合接受放疗

医生根据患者的病灶情况、治愈率、对副作用的承受能力等进行综合评定，为患者提供放疗建议。符合放疗指征的患者，开始安排放疗。

2. 设计放疗计划

需要放疗医生开具处方、物理师设计治疗计划，整个方案约需要 10 天。医生会借助 CT 图像勾画出肿瘤的照射靶区，并详细标记出肿瘤区域、保护正常组织区域以及建议的放疗剂量。

设计好放疗方案后，物理师通过相应的电脑软件做治疗计划，以实现医生的放疗方案，如照射方向、照射方法、具体剂量等。之后须与医生沟通设计的治疗计划是否合理，尽量将误差减到最小。

3. 开始治疗

每次放疗通常持续数分钟到数十分钟，这取决于病种及医院的放疗设备。在治疗过程中，患者不可擅自改变体位，若有不适感，可以通过监控设备及手势示意来召唤治疗控制室的技术员，自行改变姿势可能导致射线照在正常组织上，引起不必要的损伤。

八、哪些肺癌患者适合接受放疗

对于肺癌患者，无论早期或晚期，放疗都是其他治疗不可取代的手段。早期肺癌以手术为主，因高龄、并发症多而无法耐受手术或不愿意接受手术的早期肺癌患者，立体定向放射治疗不仅毒性低，且疗效与手术相当。

对于中期肺癌患者，建议合理结合放疗、化疗、手术等治疗手段，标准治疗能有效提高治疗效果，延长生存期。

对于已发生转移的肺癌患者，如果转移病灶少（3～5个），则在有效全身治疗的基础上，立体定向放射治疗能够很好地控制肿瘤，提高生存期。对于骨转移患者，放疗可以发挥止痛和预防骨折的作用。由于传统化疗药物疗效不佳，放疗对于脑转移患者是必不可少的治疗方法。

九、放疗需要几个疗程

放疗不是按照疗程计算。一般情况下，同一部位只能做一程放疗，但为了治疗需要，减轻毒副作用，临床将放疗分为多次实施。常规放疗通常为每周5次，周六和周日休息，总疗程5～7周。立体定向放射放疗具有"短频快"的特点，3～5次可完成治疗。

完成1个疗程后，需要定期到医院复查。通常在放疗后1个月进行复查，然后2年内每3个月1次，2～5年中每半年1次，5年后每年1次。复查时发现异常需要及时和放疗医生联系。

十、放疗反应有哪些症状

肺癌放疗的疗效可靠，毒性可控。肺癌放疗反应的常见症状包括以下几种：

1. 放射性肺炎

多数患者放疗后肺部会出现纤维化，不一定需要治疗。如果出现咳嗽、咳痰，甚至高热，应及时告知放疗医生。

2. 放射性食管炎

患者可表现为放疗后出现进食梗阻感、胸骨后疼痛等症状。

3. 骨髓抑制

肺癌放疗通常同期接受化疗，常见白细胞计数减少，患者接受升白细胞治疗后可恢复至正常。

4. 皮肤色素沉着和瘙痒

第2节　免疫加放疗（I-SABR）——肺癌治疗的革命性改变

2020 年 1 月，美国癌症协会在 *CA：A Cancer Journal for Clinicians* 上发布了美国癌症统计报告。其显示，1990—2017 年，男性肺癌死亡率降低 51%，女性肺癌死亡率降低 26%，如此突出的降幅显然得益于治疗水平的不断提升，尤其是免疫治疗的"横空出世"，使得非小细胞肺癌和小细胞肺癌患者的生存情况都有了很大改善。同时，手术、放疗、化疗等"传统"治疗手段也在不断联合、创新、发展。

一、立体定向消融放疗在无法手术的早期非小细胞肺癌患者中的应用

立体定向消融放疗（stereotactic ablative radiotherapy，SABR）是无法手术的早期非小细胞肺癌患者的一线治疗。然而，约 1/6 的患者会发展为孤立性局部复发（isolated local recurrence，iLR）或孤立性区域复发（isolated regional recurrence，iRR）。目前对于 SABR 后复发患者的预后及最佳管理策略知之甚少。

研究显示，接受 SABR 的 Ⅰ～Ⅱ期非小细胞肺癌患者，复

发后接受补救性手术治疗与生存显著相关。接受补救性手术治疗的局部复发患者的生存与无复发患者无显著差异；区域复发患者补救性治疗后生存与Ⅲ期患者相似。

比较 SABR 和肺叶切除术治疗可手术的Ⅰ期非小细胞肺癌的研究结果显示，SABR 的治愈效果与手术切除相似，但是毒副作用显著减少且术后死亡率明显下降。尽管还需要更多的随机临床研究来证实，但早期肺癌 MDT 多学科治疗成为医学界的共识。与外科手术相比，放射外科治疗只是对肿瘤部位进行放疗，并没有切除整个肺叶，也没有进行淋巴结清扫。

一项研究结果显示，912 例早期肺癌经 SABR 后，随访 5 年的局部复发率（同一肺叶的累积复发率）为 10%，淋巴结复发率为 11.5%，远处转移率为 20%，与手术切除后的复发率类似。对于局部复发或淋巴结复发的患者，积极的综合治疗包括放疗、手术治疗、放化疗、消融治疗等，能够再次治愈 50%～60% 的复发患者，从而将早期肺癌经放射外科治疗的治愈率进一步从第一次 SABR 的约 70% 提高到总体 80%。对于局部同一肺叶复发的患者，经再次放射外科、手术或消融治疗后，5 年生存率达 58%，与无复发患者的 5 年生存率相同。这一结果提示，对于局部复发，采取积极治疗后患者的生存率不会受到影响。对于淋巴结转移复发的患者，经过积极治疗，5 年生存率达 31%，尽管比无复发患者的生存率低，但与Ⅱ～Ⅲ期患者的生存率相似；复发后未经积极或系统治疗的患者 5 年生存率为 0。因此，经放射外科治疗后必须密切随访，尽早发现早期复发，以便及时进行二次根治。

此外，从目前复发的情况来看，早期肺癌经过放射外科或手术治疗后，最常见的复发是淋巴结转移和远处转移；二次根治后最常见的复发也是远处转移。因此，进一步提高放射外科治疗的疗效，取决于如何进一步提高对远处转移的控制。

二、I-SABR 的概念

2016 年，本团队首次提出免疫治疗与放射外科治疗相结合

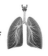

的"I-SABR"理论和策略。这一理论的基本原理是利用免疫杀伤性放疗，使得对免疫治疗没有反应的"冷肿瘤"变成对免疫治疗有反应的"热肿瘤"。高剂量放射性照射可以杀死癌细胞，并释放肿瘤抗原而成为肿瘤疫苗，激活机体的免疫反应；放射同时能够提高局部微循环免疫系统的穿透能力。在这种情况下，当联合外源性免疫治疗，如免疫检查点，PD-1、PD-L1 或 CTLA-4，尤其是目前在国际上取得卓越成效的免疫检查点抑制剂——PD-1 单抗，可能产生 1 ＋ 1 远大于 2 的效果，使放疗的作用效果更加显著，从而达到杀灭肿瘤、预防复发和转移的最佳功能。

　　基于 I-SABR 这一概念，本团队正在进行一项针对早期肺癌或复发性肺癌的前瞻性随机试验。患者被随机分为接受标准 SABR 组和接受 SABR ＋ PD-1 单抗组。

三、I-SABR 多个病灶照射的理论基础

　　多项研究表明，照射单个肿瘤病灶以诱发远隔效应的效果不佳，主要由于以下 3 点：①肿瘤细胞的异质性：研究表明，原发病灶的基因突变与转移病灶的基因突变不完全一致，转移病灶中有来自原发病灶的基因突变和其特有的新基因突变，且由于器官或部位不同，转移病灶中的新基因突变也不同。因此，依靠照射单一病灶以激发对抗所有肿瘤病灶的效应不是最优的方法。②具有免疫活性的杀伤细胞可能因肿瘤微循环而无法进入肿瘤的核心内部，不能有效穿透以杀灭肿瘤细胞。③当机体存在大量肿瘤病灶时，由于寡不敌众，免疫细胞无法有效地控制全部肿瘤病灶。因此，对多个病灶进行照射，甚至对所有肿瘤病灶进行照射，可能克服以上三个免疫激活的障碍，从而有效地提供对所有病灶都有杀伤功能的细胞，并改变所有病灶的微循环，减少肿瘤的负荷。

　　I-SABR 抗肿瘤的机制包括：①对肿瘤进行高剂量照射可使肿瘤细胞的 DNA 双链发生断裂，DNA 无法正常复制，最终使肿

瘤细胞坏死；②已杀死的肿瘤细胞在体内会成为免疫原，激发机体免疫反应，攻击原发肿瘤及转移灶；③高剂量照射可破坏肿瘤区血管上皮细胞，激发炎症反应，使免疫杀伤细胞及药物更易进入肿瘤而发挥作用；④高剂量照射可缩小肿瘤细胞，更加有效地提高机体免疫能力。

PACIFIC 研究显示，手术不能切除的Ⅲ期非小细胞肺癌患者同步放化疗后应用 PD-L1 单抗度伐利尤单抗进行巩固治疗，其3 年生存率达 57%，以此推测患者的中位生存时间超过 40 个月。这个结果对于肺癌患者来说是"革命性"的改变。

四、免疫治疗结合放疗的展望

如今，肺癌患者的生存期逐年提升，其中免疫治疗、靶向治疗做出了很大的贡献。在中国，度伐利尤单抗等多种免疫药物已经上市。同时，放疗技术在过去十几年中取得了突飞猛进的发展。从 2015 年首次证实 SABR 在早期肺癌中的重要作用以来，以"I-SABR"为核心的放射联合治疗理念得到了快速发展。2019年，PACIFIC 研究与 CASPAIN 研究分别在非小细胞肺癌和小细胞肺癌领域证实了免疫治疗联合放疗提供的生存期获益，为这一理论的应用奠定了坚实的实践基础。

但是，I-SABR 的应用尚存在一些问题需要解决。第一，治疗的副作用。当照射所有肿瘤病灶时，其产生的副作用是一个巨大的挑战。调强放射治疗及质子治疗等的等新技术可在对多个病灶进行照射的同时引起较小的副作用。第二，诱导免疫激活的最佳剂量。8 ～ 18 Gy 为激活 STING 信号通路最有效的单次剂量。当剂量 < 8 Gy 时，STING 信号通路未被充分激活，肿瘤细胞的 DNA 双链断裂数目不足；当剂量 > 18 Gy 时，尽管双链 DNA 断裂数目增多，但同时会启动机体的反馈机制，激活 DNA 溶解酶，从而抑制 STING 信号通路。第三，免疫治疗和放疗的顺序问题。这可能与不同免疫治疗的机制及肿瘤类型相关。第四，对

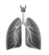

于评判最佳临床效果的标准，应将无疾病进展生存率和总体生存率作为硬指标。当免疫治疗结合放疗时，单纯依靠影像学检查来界定疗效不够精准。

对于手术不能切除的或无法承受手术的早期肺癌患者，SABR已经成为标准治疗；对于手术可以切除的早期肺癌患者，尽管手术切除仍然是标准治疗，但放疗已成为治疗选择之一。I-SABR有望将放疗的效果进一步提高，取得更高的根治率。我们相信，将放疗与免疫治疗相结合，一定能在肿瘤治疗中开创崭新的前沿领域，造福于广大患者。

第3节 质子治疗

在分子治疗和免疫治疗时代，还需要花大力气开发以局部治疗为主的放疗吗？答案是：Yes，we should and we have to！随着系统治疗的发展，局部治疗的作用也越来越重要。我们需要提供更加精准的局部治疗，因为对免疫治疗和靶向治疗抵抗的靶点可能是多个靶点，且患者生存时间的延长要求我们更关注远期毒性反应。在这种情况下，需要放疗等技术达到更高水平的"稳、准、狠"。因此，以质子重离子治疗为主的前沿放疗学科得到了人们的广泛关注。

随着质子治疗技术的发展，调强质子治疗（intensity-modulated proton therapy，IMPT）已逐渐成为多数新建质子治疗中心的标准配置。同时，机载 CT（on-board CT），尤其是容积 CT、锥形线束 CT（cone beam computed tomograph，CBCT）、轨道 CT（CT on-rail）均已成为新建质子治疗中心的基本配置。质子治疗（尤其是影像引导下的 IMPT）已经进入 2.0 时代。相对于既往的被动散射质子治疗（passive scattering proton therapy，PSPT），其从效果到技术及应用指征都有了极大的进步。在未来，自适应质子治疗，特别是四维 CT 介导下的自适应质子治疗的重要性在大分割的精准放疗模式下愈发显现，这将是研究的一大方向。

此外，质子治疗中的相对生物有效性（relative bological efectiveness，RBE）也是一个研究的方向，其在展宽布拉格峰（spread-out Bragg peak，SOBP）末端随线性能量传递（Linear Energy Transfer，LET）的增加而增加，该现象需要通过质子调强来调节，以避免意想不到的毒性反应。因此，将质子调强RBE 和 LET 的概念融入计算机治疗计划软件中，将会更加有效地提高质子治疗的疗效，同时降低毒性作用。2020 年，本团队的研究对比了在美国 MD 安德森癌症中心接受调强质子治疗和PSPT 的患者数据，分析显示，调强质子治疗在肺、心脏和食管的照射剂量和毒性作用方面均显著优于 PSPT。虽然由于病例数量较少而尚未达到统计学差异，但这种毒性作用降低有为患者生存期带来更大获益的趋势。

第三代质子治疗技术是将 RBE、LET 等融入治疗计划中，同时在治疗过程中使用在线自适应的"生物＋物理"治疗计划时代。第三代质子治疗技术将在未来几年内应用于临床，目前已经开展了部分研究。

第四代质子治疗技术——FLASH 放疗，特别是 FLASH 质子治疗，在临床前和临床的应用前景良好。FLASH 的主要机制是通过 FLASH 快速消耗氧气，从而明显减少对健康组织的损伤，而不影响对肿瘤细胞的杀伤效果（甚至使效果增强）。以FLASH 为代表的新一代质子治疗技术结合免疫治疗和靶向治疗等生物治疗技术，将对肿瘤治疗的发展产生革命性的推进作用。

（夏耀雄　张玉蛟）

参考文献

[1] Brooks E D，Chang J Y. Time to abandon single-site irradiation for inducing abscopal effects. Nat Rev Clin Oncol，2019，16（2）：123-135.

[2] Brooks E D，Sun B，Feng L，et al. Association of lung-term outcomes

and survival with multidisciplinary salvage treatment for local and recurrence after stereotactic ablative radiotherapy for early-stage lung cancer. JAMA Netw Open, 2018, 1（4）: e181390.

[3] Chang J Y, Senan S, Paul M A, et al. Stereotactic ablative radiotherapy versus Iobectomy for operable stage I non-small-cell lung cancer: apooled analysis of two randomised trials. Lancet Oncol, 2015, 16（6）: 630-637.

[4] Spigel D R, Faivre-Finn C, Gray J E, et al. Five-year survival outcomes from the PACIFIC trial: durvalumab after chemoradiotherapy in stage Ⅲ non-small-cell lung cancer. J Clin Oncol, 2022, 40（12）: 1301-1311.

当代肺癌面面观

第九章　肺癌手术

第1节　手术时机及手术方式

判断肺癌患者是否适合进行手术时，首先应明确疾病诊断，其次应评估患者的身体情况是否能耐受手术。

一、病理诊断

从病理分期来看，早期（Ⅰ期）肺癌、中期（Ⅱ～Ⅲa期）肺癌和肿瘤局限在一侧胸腔的部分选择性的Ⅲb期肺癌患者适合接受外科手术，具体包括如下情况：

（1）Ⅰ期肺癌。

（2）Ⅱ～Ⅲa期非小细胞肺癌。

（3）病变局限于一侧胸腔，能够完全切除的部分Ⅲb期非小细胞肺癌。

（4）Ⅲa期及部分Ⅲb期肺癌，经术前新辅助化疗后降期。

（5）伴有孤立性转移（即颅内、肾上腺或肝）的非小细胞肺癌，经多学科会诊后，确认原发肿瘤和转移瘤均适合外科手术，且无手术禁忌证，并能达到原发肿瘤和转移瘤完全切除。

（6）诊断明确的Ⅲb期非小细胞肺癌，肿瘤侵犯心包、大血管、膈肌、气管隆突，经检查排除远处和（或）微转移，病变局限，无手术禁忌证，能够达到肿瘤受侵组织器官完全切除。

66

二、患者情况

首先应判断患者的肺功能是否可以耐受肺叶或全肺手术，其次要判断心脏、大脑等重要器官功能状况。如果患者近期发生脑血管意外或心肌梗死，则不建议立即手术。糖尿病、高血压等基础疾病一般不影响手术选择。

手术禁忌证并不是绝对的。一方面，可以通过积极治疗改善患者的不利情况，经过放射、药物治疗，局部病变及全身状况获得改善后，原来不适宜手术的患者又能够接受手术。另一方面，部分既往被认为是禁忌证的情况，经过实践被认为仍可进行手术，如局限于单侧胸膜转移及恶性胸腔积液、单侧锁骨上单发淋巴结转移。在排除其他部位转移的情况下，颅内单发转移患者手术切除原发灶和转移灶后仍能获得一定的生存率。同样，单侧肾上腺孤立转移时，完整切除肺部及肾上腺病灶也是可选择的方案，其效果有待进一步观察。

胸腔以外多发转移是手术的绝对禁忌证。高龄及轻中度肺功能受损为相对禁忌证。一般认为，60 岁以上人群应慎重考虑行全肺切除术，尤其是右全肺切除术。肺功能检查对于判断肺的功能状况及对肺切除术的耐受能力仍是最客观的评估手段，但其结果也仅供参考，因为肺功能指标受很多因素影响，且尚不能实现单侧肺功能的测定。

三、手术方式的选择

1. 根据手术目的

肺癌手术分为根治性手术和姑息性手术。根治性手术是指完整切除肿瘤病灶，切缘干净（切缘阴性），同时进行系统性淋巴结清扫术。姑息性手术是指不完整切除的手术。姑息性手术的两个主要目的是减轻症状（如咯血、发热、疼痛）和减轻肿瘤负荷（缩小肿瘤大小，利于放疗和化疗）。

2. 根据手术范围

常见的手术方式包括楔形切除术、肺段切除术、联合肺段切除术、肺叶切除术、联合肺叶切除术、支气管袖式肺叶切除术和全肺切除术。

3. 根据具体的手术实施方式

肺癌的手术实施方式分为开胸术和微创手术。胸腔镜微创手术是在胸部打1个3～5 cm的小孔或多个约1.5 cm的小孔，将摄像机镜头及微型手术器械通过小孔分别送入胸腔内，在电视屏幕下找到病变位置进行操作。微创手术虽然开口小，但相对于传统开胸术，其手术视野更广，通过灵活的摄像机镜头可以清楚地显示开胸术不易观察的部位，利用微型手术器械对病变部位实施手术可达到根治性手术的目的。此外，微创手术的手术器械具有小、细、长的特点，创伤小，患者术后恢复快，住院时间大大缩短，且手术切口隐蔽，明显减轻了患者的思想负担。

第2节 围手术期的注意事项

一、术前准备

1. 戒烟戒酒

术前应戒烟至少两周。若术前吸烟，术后很容易出现严重肺部感染，甚至因感染不能控制而危及生命。在临床工作中，由于患者术前检查时间长、患者未听从戒烟建议等情况，部分患者需要在术前至少戒烟1周。过量饮酒可能增加感染、出血、心血管问题的风险，因此术前应戒酒。

2. 咳嗽

患者应学会正确的咳嗽，即深吸一口气后屏气再深咳出来。咳嗽的好处是减少肺部感染的概率，缩短住院时间，减少医疗费，其重要性不亚于术后抗生素的使用。术后的咳嗽并不会导致手术切口裂开，部分患者通常因此担忧而不敢咳嗽，从而导致肺部感染加剧。除鼓励患者咳痰外，还应嘱患者按时口服镇痛药，缓解疼痛后可有利于咳嗽和排痰。

3. 饮食和睡眠

术前的当晚 12 点之前可以进食，如果是接台手术（即手术安排在手术当天第二台手术及以后），建议在手术前当晚进食适量夜宵。术前和术后的睡眠非常重要，这有利于患者的快速康复。

4. 女性月经周期

女性患者月经期间免疫力及凝血功能较差，不建议进行手术，因此，女性患者须告知主管医生月经周期的时间，以方便医生安排手术时间。在临床工作中，经常遇到患者忽视这个细节而导致手术时间一再延误。

二、术中注意事项

关于术中冰冻，约 95% 的肺结节通过术中冰冻切片可以明确良恶性，但仍有 5% 不能明确病理性质。有时会出现术中冰冻未能明确肺结节良恶性的特殊情况，术前应向患者及家属说明这一情况。如果良性结节按照恶性结节处理行肺叶切除术加淋巴结清扫术，而最终的石蜡切片病理结果为良性，则手术切除范围过大，患者肺功能损失较多。如果恶性结节按照良性结节处理仅行楔形切除术，而手术后石蜡切片病理结果为恶性，则将面临第二次手术（肺叶切除术加淋巴结清扫术）。患者及家属应提前做好决定，避免在发生这一特殊情况时因患者及家属商量时间过长而导致手术时间延长。

三、术后注意事项

1. 术后体位

患者返回病房后，去枕平卧位已经过时，去枕平卧时膈肌上抬，会影响肺的功能残气量，使肺泡通气减少，导致缺氧，加剧患者的恐惧，并可能引发失眠、焦虑等问题，影响术后康复。研究显示，半卧位可增加肺的功能残气量，改善肺泡通气，使肺活量增加，同时能改善血液循环，有利于肺癌患者术后的康复。

2. 使用镇痛药

术后镇痛药的使用非常重要，部分患者担心镇痛药的副作用，而导致术后在疼痛中度过，这非常不利于术后康复。因此，出现疼痛时，应积极使用适量的镇痛药。

3. 吹气球训练

术前和术后吹气球训练有利于患者快速恢复。吹气球训练能预防小气道过早闭合，帮助排出肺内残余的气体，有助于气体交换和预防气胸出现，同时还可以锻炼肺活量。

4. 术后咳嗽、胸闷

小部分患者术后会出现咳嗽或呼吸困难，以女性患者居多。肺切除后，支气管残端在愈合过程中可能会引起咳嗽，应嘱患者在有痰时及时咳出。如果痰较为黏稠，可以服用祛痰药物［如盐酸氨溴索（沐舒坦）］。如果咳嗽严重影响患者休息，可服用镇咳药物（如可待因）等。

5. 术后伤口疼痛和麻木感

如果患者感觉手术伤口出现疼痛和麻木感，可能与手术时切断胸壁神经有关。应嘱患者保持耐心，约 1/2 的患者术后伤口疼痛可持续半年，部分患者可长达数年。

（王昆）

第十章　肺癌的免疫治疗

在肺癌的分类中，非小细胞肺癌占绝大部分。通过基因检测发现，驱动基因阳性的非小细胞肺癌患者通常可通过分子靶向药物得到有效的治疗，但后期难免出现耐药情况，且驱动基因阴性的晚期患者仅使用铂类双药化疗的生存期非常短，毒副作用强。这也是晚期非小细胞肺癌患者死亡率高的一个重要因素。

免疫功能是机体重要的防御功能，T淋巴细胞介导的细胞免疫是抗肿瘤免疫的主要机制。肿瘤细胞可产生一些特征性蛋白，即抗原，这些抗原被抗原呈递细胞（antigen presenting cell，APC）摄取并加工，并以抗原肽-主要组织相容性复合体Ⅰ类/Ⅱ类分子复合物的形式由APC呈递给T细胞，使T细胞活化、增殖、分化成专门针对含有这种抗原的细胞毒性T细胞（cytotoxic T lymphocyte，CTL），随后CTL迁移并进入肿瘤组织的核心部位，特异性识别并杀死肿瘤细胞。肿瘤细胞死亡后又会释放更多的肿瘤抗原，激活更多的T细胞以进一步杀伤肿瘤。

然而，肿瘤细胞异常狡猾，这也是现阶段仍无法完全根治癌症的原因。它有多种渠道躲避机体免疫系统的"监视"。第一，肿瘤细胞除表达能被免疫系统识别的抗原外，还可以表达多种免疫抑制性配体，这些配体与T细胞表面的一些分子结合后可抑制T细胞功能。在这种情况下，可通过阻断这种抑制信号来恢复T细胞正常的识别功能，并杀死肿瘤细胞。第二，肿瘤细胞可通过丧失特异性抗原来逃避免疫系统的识别。目前可通过细胞技术来改造免疫细胞，以达到识别肿瘤细胞表面其他抗原的作用，从而杀死肿瘤细胞。第三，肿瘤附近的微环境中存在多种具有抑制肿瘤功能的细胞和细胞因子，通过调节免疫细胞及其分泌的因子、血管生成等多个环节，实现免疫治疗。

自 20 世纪 90 年代免疫治疗问世以来，其已经在癌症治疗领域大放异彩，美国食品药品监督管理局（Food and Drug Administration，FDA）于 2015 年批准首个免疫检查点抑制剂（immune checkpoint inhibitor，ICI）用于治疗肺癌，中国国家药品监督管理局也于 2018 年批准其使用。越来越多的 ICI 在我国获批肺癌适应证，但在临床应用方面（如用药方案、优势人群、不良反应等）仍需进一步细化。

第 1 节 免疫治疗的方法及疗效评价

T 细胞活化时，发挥抑制作用的 T 细胞表面的 PD-1 分子和肿瘤细胞表面的 PD-1 配体（PD-L1）表达增高，同时 CTL 抗原 4（CTLA-4）的表达也会增高。通常情况下，T 细胞表面的 PD-1 与肿瘤细胞表面 PD-L1 结合，导致 T 细胞信号减弱，降低了 T 细胞的活化和细胞因子的生成。PD-1/PD-L1 抑制剂是阻断 PD-1 与 PD-L1 结合的药物，发挥恢复机体对肿瘤细胞的免疫杀伤功能的作用。

目前，用于治疗非小细胞肺癌的已上市 ICI 包括帕博利珠单抗、纳武利尤单抗、度伐利尤单抗等。这些药物具有疗效佳、特异性强、口服给药等优点。多项研究显示，ICI 可延长患者的生存时间，且免疫治疗联合化疗明显优于化疗单药治疗。但是，患者的肿瘤细胞表面受体需要 PD-1 与 PD-L1 高表达才有效。此外，PD-1/PD-L1 抑制剂联合靶向治疗还可以延迟非小细胞肺癌患者开始接受化疗的时间。

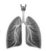

一、驱动基因阴性非小细胞肺癌的治疗

对于晚期非鳞状非小细胞肺癌的一线免疫治疗，当 PD-L1 检测为任意结果时，推荐帕博利珠单抗或卡瑞利珠单抗或信迪利单抗联合铂类＋培美曲塞。对于晚期鳞状非小细胞肺癌的一线免疫治疗，可采用帕博利珠单抗或替雷利珠单抗联合紫杉醇或白蛋白紫杉醇加卡铂；在单药治疗方面，若 PD-L1 ≥ 1% 时，推荐帕博利珠单抗单药治疗。

对于晚期非鳞状非小细胞肺癌的二线免疫治疗，无论 PD-L1 表达如何，可采用纳武利尤单抗单药治疗或阿替丽珠单抗单药治疗，若 PD-L1 ≥ 1%，可采用帕博利珠单抗单药治疗。

对于无法手术切除的 Ⅲ 期非小细胞肺癌免疫治疗，可采用度伐利尤单抗，一般在 Ⅲ 期非小细胞肺癌同步放化疗后作为巩固治疗。

二、驱动基因阳性非小细胞肺癌的治疗

对于驱动基因阳性的非小细胞肺癌，免疫治疗的证据尚不足，仅发现阿替丽珠单抗和特瑞普利单抗联合化疗有更好的生存获益。有研究表明，PD-1/PD-L1 与靶向药物联合治疗比单药治疗更有优势。此外，研究显示，PD-1/PD-L1 治疗晚期 *EGFR* 突变阳性的非小细胞肺癌患者疗效明显。这些结果仍需进一步研究。

三、免疫治疗的疗效评价

对于肿瘤治疗的疗效评价，通常采用实体肿瘤疗效评估标准（Response Evaluation Criteria in Solid Tumors，RECIST）1.1版（RECIST 1.1），其主要以影像学上肿瘤大小的变化作为判定标准。但是，免疫治疗的疗效通常会超出该疗效评价体系的范围。多项研究提示，PD-L1 是晚期非小细胞肺癌免疫治疗疗效的预测因子，当 PD-L1 肿瘤评分 > 50%，或 49% ≥ PD-L1 肿

瘤评分 ≥ 1% 时，均有助于提高疗效。同时，肿瘤基因突变负荷（tumor mutational burden，TMB）也是免疫治疗的生物标志物，通常高 TMB 患者进行免疫治疗的效果较好。因组织标本不足而无法检测 TMB 时，可检测 ctDNA。

免疫治疗也存在治疗无效甚至加速恶化的可能。免疫治疗后肿瘤超进展（hyperprogressive disease，HPD）的发生率约为 10%，机制不详，在老年患者中发生率更高，总体预后较差。一旦发现此种情况，需要放弃免疫治疗，改用其他治疗方案。

第 2 节　免疫治疗的副作用

凡事都有利有弊，免疫治疗也会导致免疫相关不良反应（immune-related adverse reaction，irAE）。多项研究提示，免疫相关不良反应多累及内分泌器官、胃肠道、肺和骨骼肌肉系统，导致甲状腺功能减退、甲状腺功能亢进、腹泻、肺炎和关节痛等。

一般来说，irAE 的总体发生率较低，但有时可导致严重后果。CTLA-4 引起的不良反应发生率高，毒性较强。PD-1/PD-L1 抑制剂的相对毒性较低，而两者联用时毒性可显著增加。

在治疗中，医生应充分告知患者有关 irAE 的特点和危险因素，有利于其早期识别，减少损害的时间和严重程度。irAE 一般在用药后数周至数月发生，也可发生于免疫治疗结束后，因此治疗结束后也需要继续密切监测。若用药后出现新发症状或原有症状加重，应完善各项检查，由医生判断和评估是否为 irAE。

irAE 可分为 4 级。对于 1 级 irAE，除神经毒性和血液毒性外，一般均可在密切监测下继续进行免疫治疗。对于 2 级 irAE，应停止治疗，直至症状或实验室检查指标恢复到 1 级或更低水平时方可重新开始免疫治疗，可予以少量激素治疗。对于 3 级 irAE，应停止治疗，并立即使用高剂量激素。4 级 irAE 应永久停止免疫治疗。

对于以下特殊情况的患者，通常需要"特事特办"：①高龄不影响免疫治疗的安全性和有效性；②对于合并自身免疫性疾病的患者，通常不宜进行免疫治疗，需要多学科讨论和密切监测；③对于长期使用激素的患者，免疫治疗的疗效会降低，需要谨慎使用；④对于慢性病毒性肝炎患者，免疫治疗尚属安全，无绝对禁忌；⑤对于人类免疫缺陷病毒（human immunodeficiency virus，HIV）感染的患者，如果病情控制稳定，免疫治疗仍可有效。

（李好）

参考文献

［1］吴柳盛，刘继先，乌达，等. PD-1/PD-L1 免疫抑制剂在非小细胞肺癌免疫治疗中的研究进展. 中国肿瘤学杂志，2021，27（9）：710-715.
［2］周彩存，王洁，王宝成，等. 中国非小细胞肺癌免疫检查点抑制剂治疗专家共识（2020 年版）. 中国肺癌杂志，2021，24（4）：217-235.

第十一章　肺癌的靶向治疗

　　从根本上讲，癌症的发生是由于基因变异而导致表型变化，因此基因变异在癌症的发生和发展过程中起非常重要的作用。驱动基因通常是控制细胞分裂的基因，当驱动基因突变时，可刺激细胞以不受控制的方式进行分裂，进而产生癌症。目前鉴定出的与癌症相关的基因在整个癌症发病过程中发挥的作用有所不同，我们把发挥主要作用的基因称为肿瘤驱动基因。

一、肺癌的驱动基因

　　近年来，随着肺癌相关信号通路研究不断深入和基因测序技术的不断进步，越来越多的驱动基因被证实。非小细胞肺癌领域驱动基因突变的研究最为广泛和成熟，这其中又以肺腺癌的驱动基因研究最为深入。主要包括表皮生长因子受体基因（*EGFR*）、间变性淋巴瘤激酶融合基因（*ALK*）、RAS 家族中的 *KRAS* 和 *NRAS*、*ROS1*、*BRAF*、*HER2*、*RET*、肝细胞生长因子受体基因（*MET*）、*NTRK1* 等。但是，鳞状细胞癌和小细胞肺癌的驱动基因研究目前尚无实质性突破。

　　大规模流行病学调查显示，不同种族的肺腺癌驱动基因谱存在很大的差异，高加索人群以 *KRAS* 突变最为常见，发生率约占 25%，其次是 *EGFR* 突变，约占 23%，*ALK* 突变约占 8%；而亚洲裔人群中，EGFR 突变占 50% ～ 60%，女性未吸烟者中这一比例更高，*KRAS* 突变约占 12%，而 *ALK* 突变约占 4%。其他类型的驱动基因突变占比均在 1.5% 以下。

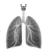

随着针对驱动基因突变的靶向治疗药物的问世和飞速发展，肺癌"慢病化"成为可能。但是，并非所有的非小细胞肺癌患者均能受益于靶向治疗，对于未经筛选的患者人群，靶向治疗并未降低其死亡率，也不能有效延长其生存时间。但是，携带特异性驱动基因突变（尤其是 *EGFR*、*ALK* 及 *ROS1* 突变）的患者，治疗疗效明显优于未携带突变的患者，而未携带突变的患者使用靶向药的疗效甚至比化疗更差。因此，考虑靶向治疗前进行针对肺癌驱动基因突变的检测已成为目前肺癌诊断中不可或缺的重要环节，分子诊断对判断患者的预后和治疗方案的选择有非常重要的意义。

驱动基因突变有多种检测方法，可针对单一位点突变，如检测 *EGFR* 突变最常用的扩增受阻突变系统（amplification refractory mutation system，ARMS）法。但是，单一位点检测只能检测已知的单一位点突变，效率低，通常无法满足多种驱动基因平行检测的需要。二代测序（next-generation sequencing，NGS）技术则很好地弥补了这一缺陷，虽然成本较高在一定程度上限制了该技术的推广和应用，但现阶段 NGS 仍是最佳的检测方法之一。目前，国内外肺癌指南均建议非小细胞肺癌患者在内科综合治疗前，应采用多基因平行检测。

二、肺癌的靶向治疗药物

目前临床上应用的肺癌分子靶向药物主要包括 3 大类：①酪氨酸激酶抑制剂，如表皮生长因子受体-酪氨酸激酶抑制剂（EGFR-TKI）、间变性淋巴瘤激酶-酪氨酸激酶抑制剂（ALK-TKI）等；②抗血管生成药物，如贝伐珠单抗、重组人血管内皮抑制素（恩度）等；③小分子多靶点酪氨酸激酶抑制剂，如安罗替尼等。

随着大规模临床数据的涌现，靶向治疗的覆盖范围逐渐扩大，不再局限于肺癌晚期患者。尤其是 EGFR-TKI 类药物，临床适用范围最广，已成为支撑各期非小细胞肺癌内科治疗的半壁江山，很多肺癌患者甚至在术后不再依赖化疗进行辅助治疗。

（一）EGFR-TKI

1. *EGFR* 突变和检测

EGFR 突变是非小细胞肺癌患者最常见的驱动基因突变，*EGFR* 突变在女性、非吸烟者、腺癌患者、亚洲裔人群中的发生率较高。PIONEER 研究显示，在未经选择的亚洲裔晚期肺腺癌患者中，51.4% 存在 *EGFR* 敏感突变，在非吸烟肺腺癌患者中高达 60%。*EGFR* 突变主要包括 4 种类型：① 19 号外显子缺失突变（19 del）；② 21 号外显子点突变（L858R）；③ 18 号外显子点突变；④ 20 号外显子插入突变，其中以 19 del 和 L858R 最为常见。EGFR-TKI 是一种小分子 EGFR 抑制剂，通过与内源性 EGF 竞争性结合 EGFR，抑制酪氨酸激酶活化，进而阻断 EGFR 信号通路，达到抑制肿瘤细胞增殖、转移，并促进肿瘤细胞凋亡的效果。

EGFR 基因突变类型与 EGFR-TKI 治疗的敏感性密切相关。*EGFR* 突变可分为敏感突变和耐药突变。敏感突变主要包括 19 del、L858R 和部分罕见突变（18 号外显子的 G719X、20 号外显子的 S768I、21 号外显子的 L861Q）。*EGFR* 耐药突变主要包括 20 号外显子插入突变（20 ins）和 20 号外显子点突变（T790M）。*EGFR* 敏感突变对 EGFR-TKI 治疗的反应率约为 74%，而 *EGFR* 基因少见突变对 EGFR-TKI 治疗的反应率较低。

EGFR 突变检测可以选用肿瘤手术切除标本、活检组织、脱落细胞学标本或血液，原发灶或转移灶均可。获取标本的方法主要包括手术、电子支气管镜下活检、超声内镜引导细针穿刺活检（EUS-FNB）、经皮肺穿刺活检、淋巴结穿刺活检、转移灶活检（肝、肾上腺、骨、颅内转移灶）、抽取浆膜腔积液（胸腔积液、心包积液、脑脊液）等。在难以获取肿瘤组织样本时，可用血液标本进行 *EGFR* 突变检测。检测方法包括直接测序法、ARMS 法、片段长度分析、变性高效液相色谱法（denaturing high performance liquid chromatography，DHPLC）等。

2. EGFR-TKI 的适应证

（1）携带 *EGFR* 敏感突变的晚期非小细胞肺癌。

（2）一线 EGFR-TKI 治疗后进展且 T790M 突变阳性的晚期非小细胞肺癌。

（3）携带 *EGFR* 敏感突变的ⅠB～Ⅲ期非小细胞肺癌的术后辅助治疗。

（4）携带 *EGFR* 敏感突变的Ⅲ期非小细胞肺癌的术前新辅助治疗（临床研究）。

（5）鳞状细胞癌的二线治疗（阿法替尼）。

（6）20 号外显子插入突变的治疗（奥希替尼加倍剂量）。

3. EGFR-TKI 的代表药物

（1）第一代 EGFR-TKI

第一代 EGFR-TKI 的代表药物包括吉非替尼（易瑞沙）、厄洛替尼（特罗凯）和我国自主研发的埃克替尼（凯美纳）等，均为口服制剂。3 种药物的疗效相近，均可作为携带 *EGFR* 敏感突变的晚期非小细胞肺癌患者的一线治疗药物。

多项大规模临床研究显示，与化疗相比，第一代 EGFR-TKI 药物可显著延长携带 *EGFR* 敏感突变的晚期非小细胞肺癌患者的无进展生存期，且在提升生活质量及药物耐受性方面均具有优势，但不能显著延长晚期肺癌患者的总生存期。多项研究将第一代 EGFR-TKI 用于携带 *EGFR* 敏感突变的Ⅱ～Ⅲ期非小细胞肺癌的术后辅助治疗（2 年），与术后标准化疗相比，虽然第一代 EGFR-TKI 大幅延长了患者的无病生存期，但并未显著延长患者的总生存期。

吉非替尼是全球首个上市的 EGFR-TKI 类药物，用药方法为 250 mg，1 次 / 日；肝损伤发生率较高，多表现为转氨酶升高。厄洛替尼的用药方法为 150 mg，1 次 / 日；它是第一代 EGFR-TKI 中脑脊液浓度最高的药物，因此倾向于在合并脑转移的晚期非小细胞肺癌患者中使用，但皮疹发生率和严重程度较为突出。

埃克替尼调整剂量方便，不良反应相对较少，用药方法为 125 mg，3 次 / 日。

（2）第二代 EGFR-TKI

第二代 EGFR-TKI 的代表药物包括阿法替尼和达克替尼，二者均为口服制剂。与第一代 EGFR-TKI 药物相比，其阻断作用更强，范围更大，可以靶向 EGFR 家族的其他受体（HER2 和 HER4）。与第一代 EGFR-TKI 类似，临床研究显示，与传统化疗相比，第二代 EGFR-TKI 药物可显著延长携带 *EGFR* 敏感突变的晚期非小细胞肺癌患者的无进展生存期，提高患者生活质量和耐受性，但同样不能显著延长晚期肺癌患者的总生存期。

阿法替尼对肺鳞状细胞癌患者有一定疗效。LUX-Lung8 研究显示，阿法替尼用于晚期肺鳞状细胞癌二线治疗的疗效优于厄洛替尼，因此阿法替尼被 NCCN 指南推荐作为鳞状细胞癌的二线治疗用药。此外，多项研究显示，阿法替尼对于携带 *EGFR* 少见突变（G719X、S768I、L861Q）患者的疗效明显优于第一代 EGFR-TKI，故阿法替尼被推荐作为 *EGFR* 少见突变的首选用药。阿法替尼对肝功能的损害显著低于第一代和第三代 EGFR-TKI，可作为肝损伤患者的首选。

阿法替尼的用药方法为 40 mg 或 30 mg，1 次 / 日；达克替尼的用药方法为 45 mg，1 次 / 日。第二代 EGFR-TKI 的不良反应比第一代和第三代 EGFR-TKI 明显，尤其是腹泻、皮疹和甲沟炎的发生率和严重程度更高。达克替尼的不良反应略低于阿法替尼。

（3）第三代 EGFR-TKI

第三代 EGFR-TKI 的代表药物是奥希替尼。奥希替尼对携带 *EGFR* 敏感突变和耐药突变（T790M 突变）的患者均具有良好的治疗效果。奥希替尼是首个可以显著延长晚期非小细胞肺癌患者总生存期的药物，且在脑脊液中的浓度明显升高，对于治疗伴有脑转移或脑膜转移的患者优势明显。在一线 EGFR-TKI 治疗后进展且携带 T790M 突变的患者中，奥希替尼的疗效也显著优于标准化疗，且不良反应较少。在一线使用第一代或第二代 EGFR-

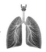

TKI 治疗耐药的患者，如果存在 T790M 突变（占 40% ～ 50%），使用奥希替尼的疗效显著优于化疗。在针对携带 *EGFR* 突变的ⅠB ～Ⅲ期非小细胞肺癌的术后辅助治疗（3 年）的研究中，与术后标准化疗相比，奥希替尼可显著延长患者的无进展生存期和总生存期。

基于上述研究结果，奥希替尼被国内外指南一致推荐用于以下情况：①携带 *EGFR* 敏感突变的晚期非小细胞肺癌患者的一线治疗药物，尤其是伴有脑转移的患者；②一线 EGFR-TKI 治疗后进展且携带 T790M 突变的晚期非小细胞肺癌患者的二线治疗首选药物；③携带 *EGFR* 敏感突变的ⅠB ～Ⅲ期非小细胞肺癌术后辅助治疗的一线治疗首选药物。随着第三代 EGFR-TKI 价格的大幅下调，其将逐步取代第一代 EGFR-TKI 的临床地位。

在针对 *EGFR* 少见突变的研究中，奥希替尼可通过剂量加倍获得较为理想的临床疗效，显著优于第一代 EGFR-TKI。

4. EGFR-TKI 的不良反应

EGFR-TKI 最常见的不良反应为皮肤反应（皮疹、瘙痒、皮肤干燥及痤疮等）、腹泻、甲沟炎、肝损伤等。皮疹是最为突出的不良反应，发生率为 60% ～ 80%，一般在用药后 2 周内出现，多见于头皮、面部、颈部、胸背部等。

第一代 EGFR-TKI 的不良反应多为轻度（Ⅰ/Ⅱ级），通常较易处理。间质性肺炎是少见但极为严重的并发症，发生率约为1%，一旦发生须立即停止用药并积极治疗。第二代 EGFR-TKI的不良反应发生率和严重程度明显高于第一代 EGFR-TKI，约1/2 应用阿法替尼的患者在治疗过程中需要减量。第三代 EGFR-TKI 药物奥希替尼的不良反应发生率低于第一代 EGFR-TKI。

5. EGFR-TKI 耐药后的治疗策略

多数非小细胞肺癌患者在接受第一代和第二代 EGFR-TKI 治疗 9 ～ 13 个月后会由于耐药性而出现病情进展。耐药性的产生机制主要包括：*EGFR* 二次突变（如 T790M 突变）、*MET* 基因扩增、*HER2* 基因扩增、EGFR 下游信号分子活化、旁路激活和表型转化等。T790M 突变是 EGFR-TKI 耐药性最常见的原因，占所有获得性耐药病例的 50% ～ 60%。

外周血可用于检测 T790M 突变，检测方法包括 ARMS 法、Cobas 检测，数字 PCR 和二代测序等。鉴于血液检测的敏感性和简便性，可首选基于血浆标本的 T790M 突变检测，当检测结果为阴性时，建议再次活检取材进行基于组织的检测。

对于 T790M 突变的患者，可应用奥希替尼进行治疗。其他原因引起耐药性时可应用针对特定靶点的靶向药物以及化疗等进行治疗。AURA3 研究（Ⅲ期临床试验）比较了奥希替尼与化疗（培美曲塞＋铂类）对一线 EGFR-TKI 治疗后进展且携带 T790M 突变患者的疗效。结果显示，奥希替尼组较化疗组的无进展生存期明显改善（10.1 个月 *vs.* 4.4 个月），客观缓解率（objective response rate，ORR）也明显高于化疗组（71% *vs.* 31%），且不良反应低于化疗组。

6. EGFR-TKI 对非小细胞肺癌脑转移的疗效

EGFR-TKI 能部分透过血脑屏障，对于非小细胞肺癌脑转移有较好的治疗作用，可用于治疗携带 *EGFR* 敏感突变的非小细胞肺癌脑转移患者。

小样本研究发现，吉非替尼治疗 *EGFR* 敏感突变的肺腺癌脑转移患者的 ORR 为 87.8%，颅内病变的中位无进展生存期为 14.5 个月，中位总生存期为 21.9 个月；厄洛替尼二线治疗无症状的非小细胞肺癌脑转移的颅内病变的中位无进展生存期为 10.1 个月，中位总生存期为 18.9 个月。Ⅲ期临床研究 BRAIN（CTONG 1201）试验对比了埃克替尼与全脑放疗联合化疗用于携带 *EGFR* 敏感突变伴脑转移非小细胞肺癌患者的疗效，结果显示，埃克替尼组在 ORR（67.1% *vs.* 40.9%）和颅内病变的中位无进展生存期（10.0 个月 *vs.* 4.8 个月）方面均优于全脑放疗联合化疗组，且不良事件发生率更低。

奥希替尼对脑转移和脑膜转移的患者疗效显著。AURA3 研究发现，对于一线 EGFR-TKI 治疗后进展并携带 T790M 突变的非小细胞肺癌脑转移患者，奥希替尼组患者和培美曲塞联合铂类化疗方案组患者的中位无进展生存期分别为 8.5 个月和 4.2 个月。BLOOM 研究显示，奥希替尼治疗脑膜转移的携带 T790M 突变的非小细胞肺癌患者的有效率达 43%。

（二）ALK-TKI

1. *ALK* 重排和检测

间变性淋巴瘤激酶（ALK）最早在间变性大细胞淋巴瘤的一个亚型中被发现，并因此得名。肺癌中 *ALK* 基因可与其他基因发生断裂重排，其中最常见的类型是棘皮动物微管相关蛋白 4- 间变性淋巴瘤激酶融合基因（*EML4-ALK*）。它是目前重要性仅次于 *EGFR* 突变的驱动基因，*ALK* 重排在非小细胞肺癌患者中的发生率为 3% ～ 8%，多见于不吸烟或轻度吸烟的年轻患者。不同于 *EGFR* 突变的患者，*ALK* 重排的晚期非小细胞肺癌患者已实现"慢病化"和长生存期，尤其是第二代 ALK-TKI 的问世，使得患者的平均生存期达到 6 ～ 7 年或以上，是目前所有晚期非小细胞肺癌患者中生存期最长的群体。

检测 ALK 重排的方法主要包括免疫组化染色（IHC）、荧光原位杂交（FISH）和逆转录聚合酶链反应（reverse tran-scriptase PCR，RT-PCR）等。FISH 被认为是目前检测 *ALK* 重排的标准方法。IHC 可作为初筛检测，FISH 或 RT-PCR 等作为确认检测。*ALK* 的血液检测技术尚不成熟，应尽可能获取肿瘤组织或细胞学标本进行检测。此外，由于具有简便和高效的优势，NGS 已逐渐成为临床最常用的检测方法。

2. ALK-TKI 的代表药物

（1）第一代 ALK-TKI

第一代 ALK-TKI 的主要代表药物是克唑替尼（赛可瑞）。克唑替尼是 ATP 竞争性酪氨酸激酶抑制剂，可抑制 ALK、MET 和 ROS1 的活性。PROFILE 1014 和 PROFILE 1029 研究比较了克唑替尼与化疗（培美曲塞＋铂类）一线治疗 *ALK* 重排阳性的晚期非鳞状非小细胞肺癌的效果，结果显示，克唑替尼组的疗效显著优于化疗组，在安全性和耐受性方面也有明显优势；ALEX随访研究数据显示，使用克唑替尼的患者的平均生存期接近 5 年，5 年生存率高达 45.5%，克唑替尼是首个接近实现晚期肺癌"慢病化"的 ALK-TKI。该药问世不久即被国内外各大肺癌指南推荐用于替代化疗，一度成为一线治疗的首选药物。但是，克唑替尼价格昂贵，与第一代 EGFR-TKI 类似，第一代 ALK-TKI 的平均有效期仅能维持 10～12 个月。克唑替尼难以透过血脑屏障，因此对脑转移患者的疗效不佳，且无法阻止患者发生脑转移，因此在治疗后期，很多患者会出现脑转移。因此在第二代 ALK-TKI 问世以后，其在 *ALK* 重排患者中的治疗地位已基本被取代。该药有两个规格：250 mg 和 200 mg，用药方法为 250 mg，2 次 / 日，口服。如果不良反应较明显，则改为 200 mg，2 次 / 日，口服。

（2）第二代 ALK-TKI

目前在国内获批上市的第二代 ALK-TKI 包括色瑞替尼（赞可达）和阿来替尼（安圣莎），其他包括布加替尼（尚未在国内上市）、恩沙替尼等。

色瑞替尼是最早上市的第二代 ALK-TKI。ASCEND 研究比较了色瑞替尼和化疗对初治 *ALK* 重排阳性的非小细胞肺癌患者的疗效。结果显示，色瑞替尼组较化疗组的疗效明显提高；色瑞替尼可透过血脑屏障，一线或二线治疗脑转移的疗效也显著优于化疗；该药既可用于一线治疗，也可以用于既往接受过化疗或克唑替尼治疗的患者。但是，该药的胃肠道反应较重，多数患者难以耐受治疗。空腹条件下口服 750 mg，1 次 / 日的患者中有 95% 出现了不同程度的消化道不良反应，其中有 14% 的患者发生了严重的胃肠道毒性反应。因此，后续进行的剂量优化研究（ASCEND-8 研究）将用药方法改为 450 mg，1 次 / 日，随餐服用。虽然仍有 76% 的患者发生消化道不良反应，但大部分患者为 1～2 级不良反应。

针对阿来替尼的 ALEX 研究（Ⅲ期临床试验）比较了阿来替尼和克唑替尼一线治疗 *ALK* 重排阳性的晚期非小细胞肺癌患者的效果。结果显示，阿来替尼组和克唑替尼组的 ORR 分别为82.9% 和 75.5%，中位无进展生存期分别为 34.8 个月和 10.9 个月，优于第一代 ALK-TKI 克唑替尼和同类第二代 ALK-TKI 塞瑞替尼（16.6 个月）、布加替尼（24 个月）及恩沙替尼（25.8 个月），且阿来替尼治疗组患者的脑转移发生和进展风险也显著降低。使用阿来替尼的患者的 5 年生存率高达 62.5%，远高于使用克唑替尼的患者，平均生存期数据尚未成熟，但部分患者的生存期已达 7 年以上。阿来替尼是目前一线治疗 *ALK* 融合基因突变的 ALK-TKI 中疗效最佳、生存期最长、不良反应相对较轻的药物（消化道不良反应显著低于色瑞替尼和克唑替尼），是首个实现晚期非小细胞肺癌"慢病化"生存的 ALK-TKI。因此，在ALEX 研究结果发布后不久，美国、中国、日本、欧盟的 FDA均迅速批准其应用于临床；国内外各大指南均将其列为一线治疗非小细胞肺癌 *ALK* 融合突变的首选和优先选择。阿来替尼的用药方法为 600 mg，2 次 / 日。

布加替尼是针对 ALK 和 EGFR 的双靶点 TKI 类药物，既可用于一线使用克唑替尼耐药的患者的二线治疗，对脑转移也有很好的疗效，也可以联合 EGFR 单克隆抗体（西妥昔单抗、帕尼单抗）用于克服 C797S 突变导致的奥希替尼耐药的问题。NCCN指南推荐布加替尼用于一线治疗 *ALK* 融合的非小细胞肺癌。布加替尼对于一线阿来替尼耐药的部分患者有一定疗效，可用于阿来替尼耐药后的治疗，但总体疗效不如第三代 ALK-TKI（劳拉替尼）。布加替尼的用药方法为 90 mg，1 次 / 日，口服 7 天。若能耐受，则增至 180 mg，1 次 / 日。

（3）第三代 ALK-TKI

第三代 ALK-TKI 的代表药物为劳拉替尼。一项Ⅱ期临床研究显示，劳拉替尼一线治疗 *ALK* 阳性非小细胞肺癌患者的 ORR高达 90%，伴有脑转移患者的颅内 ORR 达 75%。根据该研究结果，美国 FDA 批准其用于一线治疗 *ALK* 融合的非小细胞肺癌患者；NCCN 指南也将其列为一线治疗的优先推荐药物。与第二代的阿来替尼、恩沙替尼、布加替尼不同，劳拉替尼一线治疗的总体疗效并未超越阿来替尼，且药物不良事件发生率未低于克唑替尼，因此其药物安全性和一线治疗地位尚待商榷。但是，劳拉替尼是目前二线及后线治疗 *ALK* 阳性非小细胞肺癌的最佳药物，优于所有第二代 ALK-TKI 的疗效，且其优势在于血脑屏障通透性更好，对颅内病变的控制效果更加突出。因此，临床上更倾向于将劳拉替尼用于二线或后线治疗，而非一线治疗。劳拉替尼的用药方法为 100 mg，1 次 / 日。

3. ALK-TKI 的不良反应

视觉障碍是 ALK-TKI 最常见的不良反应，表现为闪光、视物模糊、重影等，多于早晨或晚间出现，通常对患者生活的影响并不明显。如果视觉障碍加重，应接受进一步的检查和处理。其他常见的不良反应包括肝损伤、腹泻、皮疹、水肿等，多为轻度，一般较易处理。间质性肺炎是少见但极为严重的并发症，一旦发生须立即停止用药并积极治疗。其他不良反应包括心力衰竭、心律失常等。

4. ALK-TKI 耐药后的治疗策略

第一代 ALK-TKI 继发耐药的机制包括：*ALK* 继发耐药突变（如 *ALK* 激酶区突变和 *ALK* 基因拷贝数扩增）、其他致癌驱动基因的活化、通过旁路诱导下游信号通路的再激活等。对于 ALK 继发耐药突变的患者，可应用第二代、第三代 ALK-TKI 治疗，其他原因引起的耐药可应用针对特定靶点的靶向药物以及化疗等进行治疗。

ASCEND-2 研究（Ⅱ期临床试验）中应用色瑞替尼治疗克唑替尼耐药的晚期非小细胞肺癌患者，结果显示 ORR 为 38.6%，中位无进展生存期为 5.7 个月。两项Ⅱ期临床试验（NP28671 和 NP28673）应用阿来替尼治疗克唑替尼耐药的晚期非小细胞肺癌患者，结果显示 ORR 分别为 48% 和 50%，中位无进展生存期分

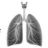

别为 8.1 个月和 8.9 个月。

（三）*ROS1* 重排的非小细胞肺癌治疗

原癌基因 1 酪氨酸激酶（oncogene 1 tyrosine kinase，ROS1）基因是继 *EGFR* 突变和 *ALK* 融合突变之后发现的另一个重要的非小细胞肺癌驱动基因。它和 *ALK* 的激酶区有 70% 的相似性。与检测 *ALK* 融合突变相同，FISH 被认为是目前检测 *ROS1* 重排的标准方法。RT-PCR 也可作为确认检测。NGS 技术也已广泛应用于临床平行检测 *ROS1*。非小细胞肺癌患者中 *ROS1* 重排的发生率为 1% ～ 2%，多见于不吸烟或轻度吸烟的年轻患者。

存在 *ROS1* 融合基因的非小细胞肺癌患者对 ALK-TKI 的治疗敏感。目前推荐用于一线治疗的药物包括：克唑替尼、恩曲替尼、色瑞替尼和劳拉替尼。克唑替尼是最早被推荐用于 *ROS1* 重排阳性的晚期非小细胞肺癌的 TKI，目前仍是一线推荐用药。多项临床研究显示，克唑替尼治疗 *ROS1* 重排阳性的晚期非小细胞肺癌的疗效显著优于化疗，因此 2016 年美国 FDA 批准克唑替尼用于治疗 *ROS1* 重排阳性的晚期非小细胞肺癌。NCCN 指南等多个指南均推荐克唑替尼作为治疗 *ROS1* 重排阳性的晚期非小细胞肺癌的一线用药。恩曲替尼是第一种可有效抑制 *ROS1*、*NTRK*、*ALK* 融合基因突变的药物，可有效穿透血脑屏障，美国 FDA 批准其两种一线治疗适应证：*ROS1* 和 *NTRK* 融合突变。NCCN 指南等多个指南均推荐恩曲替尼用于治疗 *ROS1* 和 NTRK 融合突变阳性的晚期非小细胞肺癌，并取代克唑替尼成为一线治疗的首选药物。其他药物选择还包括色瑞替尼。二代 ALK 抑制剂的阿来替尼和布加替尼不推荐用于 *ROS1* 重排阳性的治疗。一项回顾性研究显示，劳拉替尼有望成为治疗 *ROS1* 重排阳性的晚期非小细胞肺癌的最强效药物，患者的总生存期已接近 10 年，且对伴有脑转移者有非常好的疗效，这是克唑替尼所不具备的。NCCN 指南推荐将其用作 *ROS1* 重排阳性患者的二线治疗首选药物。

（四）针对其他突变位点的药物治疗

1. *RET* 融合基因

RET 基因是一种原癌基因，其在肿瘤中发生变异的比例约为 1.5%，属于少见突变；变异的主要类型包括融合、突变和扩增，其中致癌性活化主要是融合和突变。绝大多数 *RET* 融合阳性的非小细胞肺癌患者在临床确诊时已处于晚期，预后欠佳。研究显示，早期 *RET* 融合的非小细胞肺癌患者手术切除后的复发时间短于 *EGFR* 和 *ALK* 突变；回顾性研究也显示，*RET* 融合阳性的晚期非小细胞肺癌患者的临床预后差，生存期较短。传统化疗、多靶点 TKI（如凡德他尼、卡博替尼）和免疫治疗的疗效均欠佳。

随着新型单靶点 TKI 的问世，*RET* 融合阳性的非小细胞肺癌的治疗揭开了新的篇章，其治疗有效率和无进展生存期较传统治疗均有显著提高，预计患者的总生存期也将显著延长。该类药物主要包括 LOXO-292（塞尔帕替尼）和 BLU-667（普拉替尼），目前包括中国在内的多个国家均批准和推荐二者作为 *RET* 融合阳性的晚期非小细胞肺癌的首选。LOXO-292 的用药方法包括：①体重 < 50 kg 的患者，120 mg，口服，2 次 / 日；②体重 > 50 kg 的患者，160 mg，口服，2 次 / 日。BLU-667 的用药方法为 400 mg，口服，1 次 / 日；在服药前 ≥ 2 h 和服药后 ≥ 1 h 内禁食。

2. *NTRK* 融合基因

NTRK 融合基因是多种肿瘤的驱动基因，属于少见突变，发生率为 1% ～ 2%，不同肿瘤的发生率不同，年轻人高发。已知的 *NTRK* 基因包括 *NTRK1*、*NTRK2* 和 *NTRK3*；肺腺癌的融合基因主要是 *NTRK1*，少数是 *NTRK2*。目前，FISH 与 NGS 是其主要的检测方法。

克唑替尼是最早被发现可用于治疗 *NTRK* 融合阳性的非小细胞肺癌的药物。目前被推荐用于 *NTRK* 融合阳性的非小细胞肺癌的药物主要包括拉罗替尼和恩曲替尼，二者的总体有效率可达 80% 以上；拉罗替尼的总体有效性略优于恩曲替尼；拉罗替尼对于所有肿瘤和融合类型均有效；NCCN 指南推荐拉罗替尼和恩曲替尼作为 *NTRK* 融合阳性的非小细胞肺癌的一线治疗，拉罗替尼为首选用药。拉罗替尼的用药方法为 100 mg，口服，2 次 / 日；恩曲替尼的用药方法为 600 mg，口服，1 次 / 日。

3. *BRAF V600E* 突变

BRAF 蛋白与 KRAS 蛋白均为 RAS-RAF-MEK-ERK 信号通路中的上游调节因子，突变的 BRAF 蛋白可增强激酶活性，其中具有致癌作用的是 *V600* 突变，主要包括 *V600E* 和 *V600K* 突变，属于少见突变。多数 *BRAF* 突变的患者既往有吸烟史，病理类型为腺癌。*BRAF* 突变不会与 *EGFR* 突变、*KRAS* 突变等同时出现。*BRAF* 突变主要分布在黑色素瘤（高加索人 50%，中国人 25%）、甲状腺乳头状癌（80%）、结直肠癌（5% ～ 10%）和非小细胞肺癌（1% ～ 4%）等实体瘤中，大部分是 *V600E* 突变。

治疗 *BRAF V600E* 突变的非小细胞肺癌的首选方案是达拉非尼＋曲美替尼。次选方案是单用维莫非尼。达拉非尼是一种靶向 BRAF 的 TKI，而曲美替尼是一种针对 MEK 的可逆性抑制剂，主要通过抑制 MEK 蛋白来影响 MAPK 通路。研究显示，达拉非尼联用曲美替尼对 *BRAF V600* 突变阳性肿瘤细胞的抑制作用强于任一药物单独使用，肿瘤控制效果更佳。2017 年，美国 FDA 批准达拉非尼联合曲美替尼用于治疗携带 *BRAF V600E* 突变的转移性非小细胞肺癌。该方案被指南推荐为携带 *BRAF V600E* 突变的晚期非小细胞肺癌的首选治疗方案，但该方案价格昂贵。达拉非尼的用药方法为 150 mg，口服，2 次 / 日，餐前至少 1 h 或餐后 2 h 口服。曲美替尼的用药方法为 2 mg，口服，1 次 / 日，餐前至少 1 h 或餐后 2 h 口服。

4. *MET* 突变

MET 基因异常的类型主要包括：*MET* 14 号外显子突变、*MET* 扩增和 MET 蛋白过表达。其中 *MET* 14 号外显子突变（包括跳跃突变及点突变）被认为是独立驱动基因。*MET* 14 号外显子跳跃突变一般不与 *EGFR*、*KRAS*、*ALK* 等肺癌的其他敏感突

变共存。在肺肉瘤样癌中的发生率约为 22%、肺腺癌的发生率约为 3%。此外，还会出现较为少见的 *MET* 14 号外显子点突变，包括 Y1003C/F/N/S 和 D1010H/N/Y。

目前针对 *MET* 14 号外显子突变的临床研究较多，药物种类也较多。主要包括卡马替尼、特泊替尼和沃利替尼。其中，卡马替尼和特泊替尼已被美国 FDA 批准用于一线治疗 *MET* 14 号外显子跳跃突变，NCCN 指南也将二者列为首选用药。在无法使用卡马替尼和特泊替尼的情况下，可使用克唑替尼替代。对于原发性 *MET* 扩增或过表达的非小细胞肺癌，使用克唑替尼治疗也有一定疗效。卡马替尼的用药方法为 400 mg，口服，2 次 / 日；特泊替尼的用药方法为 500 mg，口服，1 次 / 日，餐后服用。

5. *HER2* 突变

HER2 突变的致癌特性主要包括 HER2 蛋白过表达、基因扩增或基因突变。*HER2* 突变可在多种恶性肿瘤中发生，包括乳腺癌、胃癌、肺癌、膀胱癌、卵巢癌和胰腺癌等。*HER2* 突变在肺癌中的产生机制尚不明确。东亚人群中非吸烟肺腺癌患者 *HER2* 突变的频率约为 4%，略高于高加索人群，其中以 *HER2* 20 号外显子的插入突变为主。

临床用于治疗 *HER2* 突变型非小细胞肺癌的药物疗效有限。传统治疗方案采用化疗联合曲妥珠单抗，但因疗效较差，2018 年 NCCN 指南中取消了曲妥珠单抗和阿法替尼的治疗推荐。目前尚无确切的针对 *HER2* 突变的靶向治疗药物推荐，正在研究中的 *HER2* 突变型非小细胞肺癌的靶向药物包括：T-DM1、吡咯替尼、波奇替尼等。其中，我国自主研发的吡咯替尼有望成为第一种 *HER2* 靶向治疗药物。

6. *KRAS* 突变

KRAS 是非小细胞肺癌中重要的驱动基因，高加索人群中肺腺癌的 *KRAS* 突变发生率为 20% ～ 30%，高于 *EGFR* 突变率，但亚洲人群中的发生率仅为 7% ～ 10%。中国肺腺癌患者中 *KRAS* 突变的比例约为 8.3%，其优势人群包括男性、吸烟、浸润性黏

液型腺癌和实体型腺癌，最常见的突变类型为 G12C，其次是 G12D 和 G12V。

目前尚无针对 *KRAS* 突变的非小细胞肺癌的靶向药物应用于临床。传统化疗的治疗效果不佳，单药免疫治疗对 PD-L1 高表达的人群疗效有所提高，但仍不尽人意。目前临床治疗方案主要是化疗联合免疫治疗。小分子靶向药物 AMG510 在 Ⅱ 期临床研究中取得了令人鼓舞的效果，应用 960 mg/d 时的有效率可达 54%。

（五）抗血管生成药物治疗

针对非小细胞肺癌的抗血管生成治疗主要包括两大类：①靶向血管内皮生长因子（vascular endothelial growth factor，VEGF）–血管内皮生长因子受体（vascular endothelial growth factor receptor，VEGFR）的大分子单克隆抗体；②重组人血管内皮抑制素。

1. 靶向 VEGF-VEGFR 的大分子单克隆抗体

贝伐珠单抗是一种针对 VEGF 的重组人源化单克隆抗体，通过阻断 VEGF 与其受体的结合，发挥减少肿瘤血管生长和抑制肿瘤增殖的作用。多项大型临床研究显示，贝伐珠单抗联合化疗的疗效优于单纯化疗。贝伐珠单抗＋培美曲塞＋铂类方案一线治疗与贝伐珠单抗联合紫杉醇＋铂类方案被多个指南推荐为驱动基因阴性的晚期非小细胞肺癌的一线治疗方案（证据等级 1A 级）。通常不主张单独使用该药，而是作为联合治疗方案（化疗、靶向、免疫治疗）的重要组成部分用于治疗非小细胞肺癌。贝伐珠单抗的用药方法为 7.5 ～ 15 mg/kg，每 3 周 1 次。目前的适应证主要包括以下情况：

（1）在驱动基因突变阴性且功能状态评分 0 ～ 1 分的晚期非鳞状非小细胞肺癌患者中，推荐贝伐珠单抗联合铂类双药方案作为一线治疗选择；但随着化疗联合免疫治疗的逐步普及，该方案已不作为一线治疗的首选。

（2）在驱动基因突变阴性且功能状态评分 0 ～ 1 分的晚期非鳞状非小细胞肺癌患者中，推荐阿替利珠单抗联合贝伐珠单抗、卡铂及紫杉醇方案作为一线治疗选择（推荐类别Ⅱ类，证据等级1A级）。但是，相对于其他化疗联合免疫治疗的方案，该方案的不良反应较严重，且费用昂贵，因此不作为一线治疗的首选。

（3）对于携带 *EGFR* 基因敏感突变的晚期非鳞状非小细胞肺癌患者，推荐厄洛替尼联合贝伐珠单抗作为一线治疗选择（推荐类别Ⅱ类，证据等级1A级）。贝伐珠单抗联合吉非替尼也可作为一线治疗选择（推荐类别Ⅱ类，证据等级2A级）。该方案对于 *EGFR* 21 号外显子 L858R 突变的人群效果较好，但对于 19 del 突变人群优势不明显，且不良反应较重，价格昂贵。因此，NCCN 指南并未将其作为首选治疗推荐。

（4）*EGFR* 敏感突变经 TKI 治疗后发生疾病进展且无证据提示 *T790M* 突变者，或伴 *T790M* 突变经奥希替尼治疗失败后没有其他靶向药物治疗机会的患者，推荐使用阿替利珠单抗＋贝伐珠单抗＋卡铂＋紫杉醇四药方案（推荐类别Ⅲ类，证据等级2A级）。

（5）对于驱动基因突变阴性且功能状态评分0～1分的晚期非鳞状非小细胞肺癌患者，贝伐珠单抗联合铂类双药一线治疗后达到缓解或疾病稳定时，推荐使用贝伐珠单抗单药维持治疗，直至患者不可耐受或出现疾病进展（推荐类别Ⅰ类，证据等级1A级）。如患者一线使用贝伐珠单抗＋培美曲塞方案，可选择贝伐珠单抗联合培美曲塞维持治疗直至患者不可耐受或出现疾病进展（推荐类别Ⅱ类，证据等级2A级）。

（6）对驱动基因突变阴性的晚期非小细胞肺癌脑转移患者，可选用基于贝伐珠单抗的联合治疗方案（推荐类别Ⅰ类，证据等级1B级）；对携带 *EGFR* 基因敏感突变的晚期非小细胞肺癌脑转移患者，可选择贝伐珠单抗联合 EGFR-TKI 的治疗方案（推荐类别Ⅱ类，证据等级2A级）。

（7）对放疗引起脑水肿或脑坏死等晚期非小细胞肺癌脑转移患者，推荐贝伐珠单抗缓解瘤周水肿、减轻症状（推荐类别Ⅱ类，证据等级2A级）。

（8）对驱动基因阴性的晚期非鳞状非小细胞肺癌肝转移患

者，阿替利珠单抗联合贝伐珠单抗、卡铂及紫杉醇可作为一线治疗方案（推荐类别Ⅱ类，证据等级 2A 级）。

（9）伴有恶性胸腔积液的晚期非鳞状非小细胞肺癌患者，可在全身治疗的基础上联合或局部使用贝伐珠单抗（推荐类别Ⅱ类，证据等级 1B 级）。

贝伐珠单抗的主要不良反应包括高血压、出血、血栓栓塞、蛋白尿、胃肠道穿孔等。高血压是贝伐珠单抗最常见的不良反应，发生率约为 30%。每次使用贝伐珠单抗前均应检查尿蛋白情况。出血反应多为轻度皮肤黏膜出血和与肿瘤相关的出血。贝伐珠单抗不能用于肺鳞状细胞癌、空洞型中央型肺癌、既往有严重出血病史以及未控制的脑转移患者。出现血栓栓塞、3 级以上出血或胃肠道穿孔等严重不良反应时，应永久停用贝伐珠单抗治疗。

2. 重组人血管内皮抑制素

血管内皮抑制素可抑制肿瘤血管的生长，我国自主生产的重组人血管内皮抑制素（恩度）已获批用于治疗肺癌。但是，鉴于其临床证据有限，NCCN 等国际权威指南并未推荐临床应用，仅在国内的指南和专家共识中推荐使用：对于驱动基因突变阴性且功能状态评分 0～1 分的晚期非小细胞肺癌患者（包括鳞状非小细胞肺癌和非鳞状非小细胞肺癌），可一线使用重组人血管内皮抑制素联合长春瑞滨和顺铂治疗 2～4 个周期（推荐类别Ⅱ类，证据等级 2B 级）。用法用量：每次给予 7.5 mg/m^2，1 次/日，连续给药 14 天，休息 7 天，再继续下一周期治疗。该方案单次用药的周期长，限制了其临床应用。目前，重组人血管内皮抑制素更多地被用于肺癌伴恶性浆膜腔积液的局部治疗，常用方案为重组人血管内皮抑制素联合顺铂。对于恶性胸腔积液，重组人血管内皮抑制素的常规推荐剂量为每次 45 mg 或 60 mg，顺铂的推荐剂量为每次 40 mg。对于恶性心包积液，重组人血管内皮抑制素的常规推荐剂量为每次 30 mg，顺铂的推荐剂量为每次 20～40 mg。

3. 小分子多靶点 TKI

安罗替尼是我国自主研发的新型小分子多靶点 TKI，可通过抑制 VEGFR、血小板衍生生长因子受体（platelet-derived growth factor receptor，PDGFR）、成纤维生长因子受体和干细胞生长因子受体等多靶点激酶的活性，发挥抗肿瘤血管生成和抑制肿瘤生长的作用。安罗替尼是目前国内唯一获批的可同时用于非小细胞肺癌和小细胞肺癌的三线治疗药物。安罗替尼的适应证包括：①既往接受过至少 2 种系统化疗后复发或进展的局部晚期或转移性非小细胞肺癌患者；② *EGFR* 基因敏感突变或 *ALK* 融合基因阳性的患者，在开始使用安罗替尼治疗前应在接受相应的标准靶向药物治疗后出现进展或不可耐受，且至少接受过 2 种系统化疗后复发或进展；③既往至少接受 2 种化疗方案治疗后出现进展或复发的小细胞肺癌患者。安罗替尼的推荐剂量为 12 mg，1 次 / 日，早餐前口服；连续服药 2 周，停药 1 周，21 天为一个周期。安罗替尼还有 10 mg 和 8 mg 剂型，不能耐受 12 mg 的患者，可减量使用。安罗替尼的不良反应与贝伐珠单抗类似。

三、总结

肺癌的药物治疗已进入化疗、分子靶向治疗、免疫治疗三足鼎立的时代。三类药物之间相辅相成，并不能相互取代。传统化疗仍在肺癌综合治疗中起着重要作用，去化疗时代还远未到来。但是随着靶向治疗和免疫治疗研究的快速进步，新型抗肿瘤药物研发已进入爆发时代，靶向药物发展方兴未艾。对于肺癌专科医生而言，现在已进入了肺癌诊疗发展的黄金时代，需要付出更多的努力来迎接肺癌诊疗知识大爆炸式的进步和发展，在临床一线有了更多更丰富的治疗方案选择。对于晚期肺癌患者而言，实现慢病化和长生存不再是奢望和梦想。对于早中期晚期肺癌患者而言，完全治愈或大幅延长复发转移周期正在逐步变成现实。随着时代的进步，肺癌的致死致残率将大幅下降。

（顾建春　何剑）

第十二章　肺癌的筛查

第 1 节　为什么要筛查?

病例资料： 52 岁男性，20 岁左右开始吸烟，约 1 包 / 天。平素自我感觉身体健康，未定期参加单位体检。入院前近 2 个月，患者出现明显乏力、消瘦、胸部隐痛，送至医院就诊，CT 检查报告肺癌晚期。

早期肺癌手术治疗后的 5 年生存率可达到 90% 以上，而晚期肺癌的 5 年生存率不足 5%。因此，肺癌的早发现、早诊断、早治疗极为重要，这是提高肺癌患者生存率，改善患者生活质量的重要措施。

肺癌死亡率居众癌之首，其原因主要是早期症状不明显，与普通肺部疾病相似，易被患者忽视，多数患者因出现症状而确诊时已处于晚期，失去了手术机会和最佳的治疗时机。

如何早期发现、早期诊断肺癌呢? 体检是在没有出现明显症状时筛查肺癌的重要手段。

第 2 节　哪些人群需要筛查肺癌?

哪些人群需要体检，需要警惕肺癌的发生?

要回答这个问题，首先我们需要了解导致肺癌发生的一些危险因素。

总的来说，癌症的发生发展是一个非常复杂的过程，确切的机理还不明确。但是有以下几个方面需要特别注意。

吸烟是肺癌最重要的一个危险因素。不仅是肺癌，吸烟还跟其他十多种癌症的发生有相关性，所以吸烟是一种危害非常大的不良习惯。吸烟可以产生约50种致癌物质，这50多种致癌物质通过吸烟可以沉淀到肺里，可能导致细胞发生癌变。研究表明，长期大量吸烟的患者肺癌发病风险比不吸烟的人要高大概15～20倍。在医学上将吸烟的高危人群简称为"320"人群，即吸烟20年以上，20岁之前就开始吸烟，每天吸烟20支（1包）以上人，这些人群需要高度重视警惕肺癌。吸烟指数（吸烟年数×平均每天吸烟支数）超过400是一个危险信号。

吸烟除了危害自己的健康，它对身边的人影响也很大，也就是我们现在提的被动吸烟（二手烟、三手烟）。研究表明，非吸烟者在有吸烟者的工作环境当中，可以使非吸烟者的发病风险增加高达24%。所以吸烟是一种不但危害到自己的生命健康，同时也影响到周围人的一种非常不好的生活习惯。这就是为什么，有些女性虽然自己不吸烟，但是家里爱人长期吸烟，也会造成肺癌风险升高。

空气的污染是肺癌发生的另外一种重要因素。在全世界范围内，很多国家在工业化的进程当中，肺癌的发病率跟空气环境污染的严重程度和改善程度有着相同的发展趋势，包括室外的空气污染，同时也包括室内的空气污染，像装修材料、油烟、二手烟等，都是室内污染的构成环境，对肺癌的发生有一定影响。

关于厨房油烟对肺癌的发生，现在也是我们需要关注的一个热点问题。2017年《中国肿瘤的现状和趋势》报告显示，肺癌占男性死亡前十位恶性肿瘤的23.89%，占女性死亡前十位恶性肿瘤的17.7%。肺癌的发病率越来越高，相对男性，女性接触烟

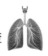

草比较少，但女性肺癌患者并不少。不吸烟的女性肺癌患者，它的增长速度非常快，这类患者通常得的是肺腺癌，像这类不吸烟的患者，当然她有一些是暴露在二手烟的情况下，但是这也不足以来解释为什么这一部分患者会增加这么多，于是我们考虑厨房的油烟也是其中的可能因素之一。因为中国人的烹饪习惯，通常是封闭式的厨房，油烟非常大，进行操作的大多是女性，厨房油烟污染主要包括两方面：一是从煤、煤气、液化气等炊火源中释放出的一氧化碳、二氧化硫、二氧化碳、氮氧化物等有害气体。二是烹饪菜肴时产生的油烟，它的成分比较复杂，主要有脂肪酸、烷烃、烯烃、醛类化合物、酮、酯、芳香族化合物和杂环化合物等，其中含有苯并芘、挥发性亚硝胺、杂环胺类化合物等已知致突变物和致癌物。而我们传统的烹饪方式偏好煎、炒、烹、炸，都可造成空气中苯并芘含量增高，特别是在抽油烟效果不好的厨房里，经常煎、炒、烹、炸，患肺癌的风险会明显增加。所以也有推测，厨房油烟可能是女性肺癌发生率增加的一个比较重要的因素。

与致癌物质长期的职业接触也是导致肺癌的原因。有一些职业环境相关的因素，比如说石棉的接触史、石棉工作环境中的从业人员，还有其他一些粉尘环境的工作人员，因为长期接触这些致癌物质，也会导致肺癌的发生。另外，肺是对放射线较为敏感的器官。电离辐射致肺癌的最初证据来自一个矿山的资料，该矿内空气中氡及其子体浓度高，诱发的多是支气管的小细胞癌。美国曾有报道开采放射性矿石的矿工，70%～80%死于放射引起的职业性肺癌，以鳞状细胞癌为主。

如果有肺癌的家族史，那也是需要警惕肺癌的发生。

建议以下人群应特别注意肺部体检：

（1）主动或被动吸烟者，尤其是吸烟指数（吸烟年数×平均每天吸烟支数）＞400的"老烟枪"。

（2）职业暴露者，如长期接触铀、镭、石棉等物质的人群。

（3）既往罹患淋巴瘤或头颈部肿瘤、肺部接受过放疗或罹患吸烟相关癌症的患者。

（4）一级亲属（父母、亲兄弟姐妹）患过肺癌的人群。

（5）患有肺结核等慢性肺部疾病的患者，肺部同一部位反复发生炎症的患者，特别是形成肺部炎性瘢痕者。

第3节　哪些检查能早期发现肺癌？

病例资料： 58岁女性，平素重视身体健康，每年定期参加体检。连续3年胸部X线检查提示正常，第4年体检时肿瘤标志物明显升高，胸部CT检查发现肺内有一约4 cm的肿块。手术切除后，病理报告纵隔淋巴结转移，考虑中晚期肺癌。术后1年半，患者因脑转移去世。

为什么每年胸部X线检查均显示正常，而CT则发现为肺癌晚期？

胸部X线检查是受检者站在机器前保持不动时进行摄片，X射线透过人体整个胸部并在设置好的胶片上曝光。因此，胸部X线检查的图像实际上是胸腔内所有器官重叠在一起形成的，相当于把人"拍扁"挂在胶片上，因此显示的人体表面及内部结构是相互遮挡的。若肿瘤的位置靠近心脏、脊柱或肺门等，很容易被这些结构遮挡而导致漏诊。简单地说，胸部X线检查存在一定的"盲区"，如果肿瘤刚好发生于这些"盲区"内，则不易被发现，从而延误病情。

CT的工作原理是利用X线束对人体某部位按照一定厚度的层面进行连续扫描。胸部CT是受检者仰卧于检查床上，随检查床的移动而摄片，在这个过程中，机器围绕人体旋转，先将目标器官的所有信息全部扫描并存入电脑，随后电脑进行计算重建，并逐层分好，相当于把人体切成许多薄层，每一层的所有信息均显示在胶片上。因此，CT图像是全方位的，且没有重叠的区域，结构相互之间不会有被遮挡的现象。

除"盲区"外，胸部 X 线检查和胸部 CT 的分辨率也有明显差距，< 1 cm 的病灶在胸 X 线片上很难与周围组织和血管相鉴别，而 CT 能够清晰地显示 > 1 mm 的结节。因此，相比于胸部 X 线检查，CT 的分辨率较高，能够发现细小的早期病灶。

目前推荐在体检时进行低剂量螺旋 CT 检查，其有助于发现早期肺癌，特别是周围型小细胞肺癌。低剂量螺旋 CT 分诊出率约为胸部 X 线检查的 10 倍，可发现直径为 1 mm 的肺结节，是早期肺癌诊断的有效手段。

美国一项纳入 50 000 例受试者的大规模临床试验表明，在高危人群中，与胸部 X 线检查相比，低剂量螺旋 CT 可以使肺癌死亡率降低 20%。美国国家肺癌筛查试验（The National Lung Screening Trial，NLST）从美国 33 个医学中心纳入 50 000 例受试者，旨在提供关于肺癌筛查潜在有效性的最强有力的证据。受试者的年龄范围为 55 ～ 74 岁，均有吸烟史，吸烟量 ≥ 30 包 / 年。将受试者随机分配接受 3 次筛查（每年 1 次），分别接受低剂量螺旋 CT 筛查或胸部 X 线检查。研究结果显示，接受低剂量螺旋 CT 筛查的患者的死亡率比接受胸部 X 线检查筛查的患者低 20%，即每 1000 例肺癌高危患者中，接受低剂量螺旋 CT 筛查可减少 3 例患者发生死亡。这一研究结果具有重要意义。

许多人拒绝胸部 CT 检查主要是因为对辐射损害有恐惧心理。首先，从辐射剂量的角度考虑，低剂量螺旋 CT 的辐射量并不大。辐射剂量的单位是毫西弗（mSv），乘坐飞机 20 h 的辐射剂量为 0.1 mSv，单次胸部 X 线检查的辐射剂量约为 0.2 mSv，单次普通 CT 的辐射剂量约为 2 ～ 10 mSv，单次胸部 X 射线透视（胸透）的辐射剂量约为 1.1 mSv，而低剂量螺旋 CT 的辐射剂量通常比普通 CT 的辐射剂量低 2 ～ 10 倍，具体剂量因所用参数和患者体型等而不同，但基本均为 ≤ 1 mSv。美国医学物理师协会（American Association of Physicists in Medicine，AAPM）认为单次影像学检查的辐射剂量 < 50 mSv 或短期内多次累积剂

量< 100 mSv 可能是安全的。

其次，从辐射对人体造成损伤的机制考虑，单次低剂量螺旋CT 筛查并不会对人体造成明显的影响。X 线是一种高能量粒子，在穿透人体时会破坏机体的细胞功能和代谢。辐射剂量较小时仅产生短期效应，对机体的损伤较小，能够自行修复。若 X 线辐射剂量较大，则会损伤基因，产生有害的生物效应，随着辐射剂量的增加，生物效应发生的概率也会增大。生物效应包括致癌效应，以及造血、生殖、遗传、生长发育、激素调节等方面的效应。人体暴露于射线至辐射导致肿瘤需要经历以下过程：射线导致细胞发生 DNA 断裂，随后损伤的细胞进行基因修复，多数修复失败的细胞会发生凋亡，偶可出现基因突变，突变的细胞大多会被免疫系统清除。因此，接受单次照射时，正常细胞变为癌细胞的概率非常低。动物实验显示，除非长时间暴露于较大辐射剂量，否则通常很难发生癌变。

总体而言，高危人群每年进行 1 次低剂量螺旋 CT 筛查的辐射剂量较低，患者无须担心该检查引起的辐射损害。

最好的降低肺癌风险的方法不是筛查，而是戒烟并且避免二手烟。肺癌筛查绝对不能代替戒烟。这一点无论如何强调都不过分。

90% 的肺癌和吸烟相关，美国肺癌死亡率的下降，跟 60 年代开始的控烟运动、公开场合全面禁烟、提高烟草税等努力密切相关。

如果你不在乎自己，那是否能够做到不给你的孩子制造二手烟?

第 4 节　支气管镜在肺癌诊断中的应用

支气管镜是诊断呼吸道疾病常用的微创诊疗工具，经过几十年的发展，支气管镜技术已广泛应用于肺癌的病理诊断和分期诊

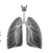

断，成为肺癌规范化综合诊疗不可缺少的诊断技术工具。根据材质，支气管镜可分为硬质支气管镜和电子/纤维（软质）支气管镜。硬质支气管镜的优势在于方便进行气道介入治疗，尤其是针对各种严重的气道狭窄，而电子/纤维（软质）支气管镜主要用于诊断。

支气管镜主要由光源、图像摄取装置、传导和观察装置、吸引装置、镜身以及手柄组成，前端常设计为圆柱管状，以便插入气道。检查时，支气管镜由患者的鼻腔或口腔进入咽喉部，通过声门进入气道（气管及各级支气管），观察病变情况。软质支气管镜设备类型主要包括：常规检查镜、治疗镜、细/超细支气管镜、超声支气管镜、荧光支气管镜、虚拟导航、导航支气管镜等。现代支气管镜的主要技术包括：①常规活检技术；②支气管肺泡灌洗（bronchoalveolar lavage，BAL）；③支气管刷检；④经支气管镜针吸活检术（transbronchial needle aspiration，TBNA）；⑤超声引导下经支气管针吸活检（endobronchial ultrasound-guided trans-bronchial needle aspiration，EBUS-TBNA）；⑥环形超声引导下肺外周病变活检术；⑦导航支气管镜技术；⑧特殊支气管镜检查技术，如荧光支气管镜、激光共聚焦技术等。

虽然支气管镜检查属于微创检查，但如果没有进行合适的麻醉，绝大部分患者难以耐受，尤其是检查过程较为复杂时，因此支气管镜检查时的麻醉至关重要。气管镜的麻醉方式主要包括：局部麻醉、局部麻醉联合镇静、静脉联合麻醉、全身麻醉。局部麻醉操作简便、速度快，在支气管镜室由医生或护士即可完成，适用于常规简单操作，但麻醉效果不确切，患者反应较大。联合镇静类药物主要包括芬太尼、哌替啶和咪达唑仑，利用该方法可使患者的舒适性增加，能满足大多数支气管镜检查（包括超声支气管镜检查）的要求，是目前临床上最常用的支气管镜麻醉方式，但仍有部分患者麻醉效果欠佳。静脉联合麻醉和全身麻醉的麻醉效果最为确切，患者的痛苦程度最低，但需要配备专职的麻醉医生和设备，操作时间长，成本高，价格贵，因此更多应用于高风险的支气管镜操作。随着支气管镜全身麻醉技术的逐步成熟，快速麻醉和快速复苏已成为支气管镜麻醉的标准技术，越来越多的支气管镜中心逐步实现"无痛化"和"全身麻醉化"。

微创是现代肺癌诊断的基本技术要求。支气管镜检查是通过微创手段实现以下目的：①在直视下观察肺癌病变位置及气道内的侵犯范围，判断手术的可能性和切除范围。②通过搭配合理的取材技术，获得足够的样本，确定肺癌的病理诊断、分期诊断，帮助进行术前分期；对于晚期肺癌患者，微创取材同时须满足分子诊断的需求，避免手术活检带来的巨大创伤和治疗延误。③早期肺癌的术前定位：利用导航支气管镜的精确引导，在肺癌病灶附近注射特殊染色剂或放置定位标记，便于手术中快速定位和切除病灶。

一、支气管镜的主要诊断技术

1. 支气管肺泡灌洗（BAL）和支气管刷检

BAL 和支气管刷检的操作简单，风险小，但只能进行初步的细胞学诊断，难以进行精确的组织分型，也无法满足分子诊断的需要，临床实际应用价值较低，不能作为肺癌标本的主要活检技术。

2. 常规活检技术

常规活检包括直视下活检和经支气管镜肺活检术（transbronchial lung biopsy，TBLB），主要适用于管腔内的病灶。

直视下活检主要针对中央型肺癌（段以上支气管）。不同直径的支气管镜能够观察的病变位置深度不同。常规支气管镜直径较粗，只能到达段支气管附近，较远端的病灶无法探及，但其活检操作孔道和活检钳直径大，因此活检样本质量高，更能满足临床需要。超细支气管镜因直径较小（＜4 mm），可以探及更远端的病灶（亚段甚至亚亚段支气管），联合超声引导时可进一步提升其诊断阳性率，但其活检操作孔道和活检钳直径小，活检样本小，甚至取材失败，对取材技术的要求更高且取材次数更多，增加了操作时间，通常需要较好的麻醉支持才能完成操作。超细支气管镜易损坏，维修费用较高，这些因素均限制了其应用和推广。

TBLB 是周围型肺癌最常用、最有效的取材方式。现代新型引导（超声、X 线引导）和导航支气管镜技术（各种虚拟和增强现实导航技术）最终均须使用活检钳实施 TBLB。虽然相对于针吸活检术，TBLB 的阳性率较低，但其样本量大，取材可靠，更能够满足临床的需要，因此 TBLB 在临床上经久不衰。

3. 经支气管镜针吸活检术（TBNA）

经典 TBNA 是利用特制的穿刺针通过支气管镜的活检操作孔道进入气道内，在支气管镜的引导下到达病灶位置附近，穿透气管壁，进行针刺抽吸，获取相应的细胞学或组织学样本。该技术主要适用于管腔外的病灶，阳性率高于常规活检。最常用于纵隔和肺门占位性病变及肿大淋巴结的诊断。在肺癌方面，主要应用于管外型中央型肺癌、伴纵隔和肺门淋巴结肿大的病灶的病理诊断和分期诊断。

虽然 TBNA 的诊断阳性率高，但标本量较常规活检少，技术操作难度较常规活检高。TBNA 主要依据 CT 影像进行定位和直视下穿刺，但随着超声引导下经支气管针吸活检（EBUS-TBNA）的发展，经典 TBNA 已逐步被取代。但是，经典 TBNA 并未被淘汰，在没有超声支气管镜的医疗机构，对于 > 1.5 cm 的肺门或纵隔区病灶，经典 TBNA 仍然是安全、可靠、性价比高的技术手段。此外，由于研发人员充分认识到 TBNA 的技术优势和 TBLB 的技术缺陷，在导航技术日益普及的今天，将导航技术与二者联合拓展应用于肺外周病变活检，较常规活检可大幅提高诊断效能。

4. 超声引导经支气管针吸活检术（EBUS-TBNA）

超声支气管镜是将凸阵超声与支气管镜融为一体，将穿刺针通过超声支气管镜的活检操作孔道进入气道内，在超声的实时引导下到达病灶位置附近，穿透气管壁，进行实时引导的针刺抽吸，获取相应的细胞学或组织学样本。

与经典 TBNA 相比，EBUS-TBNA 具有更多的技术优势：①超声实时观察，引导穿刺活检；②可有效避开大血管和重要脏器；③可穿刺活检更小（5 ～ 10 mm）的病灶；④可有效穿刺多组纵隔和肺门淋巴结，活检范围优于传统纵隔镜。

临床研究显示，EBUS-TBNA 的诊断阳性率＞95%，且创伤小、无须全身麻醉、手术费用低、患者恢复快，因此国内外肺癌相关权威指南均推荐 EBUS-TBNA 取代纵隔镜作为肺癌术前淋巴结分期的工具。目前 EBUS-TBNA 已成为肺癌规范化诊疗和术前检查必不可少的技术工具。

5. 环形超声引导下肺外周病变活检术

环形超声引导下肺外周病变活检术是通过电子支气管镜的活检操作孔道植入带鞘管的小型超声探头，到达肺外周病变附近，利用超声实时确认病灶后，撤出超声探头，保留鞘管在病灶附近，并通过鞘管植入活检工具进行取材。该技术大幅提高了肺外周病变 TBLB 的活检阳性率。

6. 导航支气管镜技术

导航支气管镜技术是近 20 年来发展的新型气管镜引导技术，随着技术的不断进步，导航精度越来越高，活检阳性率也越来越高，其代表着未来支气管镜技术的重要发展路径。该技术主要针对周围型肺癌，尤其是早期肺癌的精确诊断。

导航支气管镜技术主要包括：①日系以 CT 影像为基础的常规虚拟导航；②美系电磁导航系统；③德系增强现实虚拟导航（阿基米德导航）和隧道活检技术（bronchoscopic transparenchymal nodule access，BTPNA）。常规虚拟导航的技术含量较低，价格便宜，易于普及，但导航精度低；后两者属于高端导航技术，导航精度高，尤其适用于困难部位小病灶的活检，但价格昂贵，难以普及。

7. 特殊支气管镜检查技术

荧光支气管镜是肺癌领域中应用最广泛的特殊光检查技术，主要用于早期中央型肺癌的诊断、术前辅助判断中央型肿瘤的侵犯范围和活检部位选择。由于早期中央型肺癌通常无法通过胸部CT进行早期诊断，荧光支气管镜是目前唯一可用于早期筛查中央型肺癌的气管镜技术。

激光共聚焦显微内镜（confocal laser endomicroscope，CLE）是一种新型成像技术，相当于在体内进行无创性组织学检查，通过高分辨率的实时动态成像并借助荧光造影剂来辅助鉴别良恶性病变。CLE 在呼吸系统领域尚处于临床探索阶段，2013 年国内开始启动 CLE 技术在肺癌领域成像特征的应用。

二、支气管镜活检技术与 CT 引导下经皮穿刺肺活检术的对比（表 12-4-1）

表 12-4-1　支气管镜活检技术与 CT 引导下经皮穿刺肺活检术比较

项目	支气管镜活检技术	CT 下经皮穿刺肺活检术
中央型病变阳性率	＋＋＋＋	＋＋
外周型病变阳性率	＋＋（导航支气管镜技术＋＋＋＋）	＋＋＋
取材质量	＋＋＋	＋＋＋＋
多病灶取材能力	＋＋＋＋	＋
麻醉技术要求	＋＋＋＋	＋
创伤性	＋	＋＋＋
种植转移的风险	－	＋
辐射剂量	－～＋	＋＋＋
技术难度	＋＋＋＋	＋＋
设备价格	＋＋＋＋	＋＋

项目	支气管镜活检技术	CT 下经皮穿刺肺活检术
耗材价格	＋＋（超声技术＋＋＋；导航支气管镜技术＋＋＋＋）	＋＋
适宜技术推广性	＋＋	＋＋＋＋
肺癌诊断和分期推荐	＋＋＋＋	＋＋

三、总结

（1）支气管镜是肺癌诊断最重要的工具。

（2）EBUS-TBNA 是肺癌术前最重要的淋巴结分期工具。

（3）肺外周病变活检技术：美系导航系统的导航精度高，几乎可以到达全肺，基本可以取代传统的 CT 引导下经皮穿刺肺活检术，但设备昂贵，耗材价格高，配套设备要求高，难以推广应用。日系引领超声技术、常规虚拟导航和超细支气管镜技术，阳性率低于美系导航系统，存在盲区，但设备和耗材价格相对较低，适宜推广。

（4）各种活检技术相辅相成，而非竞争关系，临床上常联合使用，取长补短。

（邢西迁　杨蛟）

第十三章　肺癌的疼痛治疗

　　癌症疼痛综合征可大致分为急性和慢性两种。急性癌症疼痛综合征常与诊断性或治疗性干预有关，而慢性疼痛综合征常与肿瘤本身或抗肿瘤治疗直接相关。

　　大多数急性癌症疼痛综合征是医源性的，即与诊断性检查或治疗有关；但部分是与疾病相关的，如肿瘤急性内部出血导致的疼痛，病理性骨折引起的骨痛，以及中空结构急性阻塞或穿孔造成的内脏疼痛。

一、癌症疼痛概述

（一）癌症疼痛的定义

　　癌症疼痛是由癌症本身引起以及癌症治疗过程中产生的疼痛，可能发生在癌症的各个阶段，严重影响患者的治疗及生活质量。新诊断的癌症患者中，约有 1/4 出现疼痛，约 1/2 的正在接受治疗的患者伴有疼痛，约 3/4 的进展期患者伴有疼痛，癌症疼痛的治疗已成为癌症治疗的一个重要组成部分。

（二）癌症疼痛的分类

1. 按疼痛的发病机制分类

　　（1）伤害感受性疼痛：因有害性刺激作用于躯体或脏器组织，使该结构受损而导致的疼痛。伤害感受性疼痛与实际发生的组织损伤或潜在的损伤相关，是机体对损伤所表现出的生理性痛觉神经信息传导与应答的过程。伤害感受性疼痛包括躯体痛和内脏痛。躯体痛常表现为钝痛、锐痛或压迫性疼痛。内脏痛通常表现为定位不准确的弥漫性疼痛和绞痛。

（2）神经病理性疼痛：外周神经或中枢神经受损，痛觉传递神经纤维或疼痛中枢产生异常神经冲动所致的疼痛。神经病理性疼痛常表现为刺痛、烧灼样痛、放电样痛、枪击样痛、麻木痛、麻刺痛、幻觉痛、中枢性坠胀痛，常合并自发性疼痛、触诱发痛、痛觉过敏和痛觉超敏。

2. 按疼痛病程分类

（1）急性疼痛：指短期存在（＜3个月）且通常发生于伤害性刺激之后的疼痛。伤害性刺激消失，疼痛也随之消失，是一种机体的保护机制。

（2）慢性疼痛：指持续时间长（通常＞3个月）且病因不明确的疼痛，疼痛程度与组织损伤程度可呈分离现象，可伴有痛觉过敏和异常疼痛，常规镇痛治疗疗效不佳。除伤害感受性疼痛的基本传导过程外，慢性疼痛还可表现出不同于急性疼痛的神经病理性疼痛。癌症疼痛大多表现为慢性疼痛。

除上述疼痛外，在正规阿片类药物治疗的基础上出现的突发或剧烈疼痛被称为爆发痛，可分为以下3类：①事件性疼痛：疼痛由特殊活动或事件引发或偶然发生，须事先给予短效阿片类药物。②剂量末疼痛：疼痛反复发生在阿片类药物方案的剂量间期末端，需要增加给药剂量或频率。③无法控制的持续性疼痛。其特点为急性疼痛，很快达到疼痛高峰，通常在3 min内，且为重度疼痛（疼痛评分达7～10分），患者无法忍受；疼痛持续时间相对较短（通常在30 min内）；疼痛发作的频率相对较高，通常在24 h内发作＞4次，对患者的生活质量产生严重影响。规律给予长效或缓释阿片类药物不能控制爆发痛，可能需要额外剂量的阿片类药物。

二、癌性疼痛形成的原因

1. 躯体因素

（1）癌症本身引起的疼痛（约占 78.2%），如癌肿压迫，以及骨、神经、内脏、皮肤、软组织的浸润和转移等。

（2）与癌症治疗有关的疼痛（约占 8.2%），如手术后的切口瘢痕、神经损伤；化疗后的栓塞性静脉炎、中毒性周围神经病变等。

（3）与癌症有关的合并症引起的疼痛（约占 6%），如衰弱、压疮、肌痉挛等。

2. 社会-心理因素

（1）社会因素：经济压力、社会地位、社会功能的丧失，以及人际关系的丢失、生活内容改变等。

（2）心理因素：对癌症或其治疗产生的不良情绪，如恐惧、焦虑、抑郁、愤怒、孤独等。

三、癌性疼痛的评估

掌握癌性疼痛的状况是选择不同治疗方案的基础，可通过对疼痛的严重程度、部位、性质等方面进行综合评估，其中疼痛强度的评估方法主要包括数字分级法（numerical rating scale，NRS）、根据主诉疼痛程度分级法（verbal rating scale，VRS）、视觉模拟法（visual analog scale，VAS）、疼痛强度评分 Wong-Baker 脸等。

VRS 为 WHO 三阶梯药物选择的重要依据，一般分为四级：①0级：无痛。②Ⅰ级（轻度）：有疼痛但可忍受，能正常生活，睡眠不受干扰。③Ⅱ级（中度）：疼痛明显，不能忍受，要求用镇痛药，睡眠受干扰。④Ⅲ级（重度）：疼痛剧烈，不能忍受，睡眠严重受干扰，可伴有自主神经紊乱或被动体位。

四、癌性疼痛的治疗

胸背部疼痛是肺癌患者最常见的症状之一。若肿瘤压迫臂丛神经，可引起相应支配区域的疼痛，压迫肋间神经可引起肋间神经痛。骨转移是肺癌晚期常见的症状，骨转移可引起相应部位的局限性疼痛。

癌性疼痛的治疗包括药物治疗、原发病缓解、疼痛缓解等多种方法。

（一）药物治疗

药物治疗是癌性疼痛的主要治疗方法，其中阿片类药物仍是最主要的癌性疼痛治疗药物。目前普遍遵循 WHO 癌性疼痛三阶梯治疗原则：无创途径（口服、经皮）给药、按阶梯给药、按时给药、个体化给药、注意具体细节。药物治疗的目标是持续、有效缓解疼痛、限制药物不良反应、降低疼痛及治疗导致的心理负担，提高患者生活质量。

1. 常用药物

（1）阿片类药物：盐酸羟考酮缓释片、硫酸吗啡缓释片、芬太尼透皮贴剂。

（2）辅助类镇痛药：非甾体抗炎药（nonsteroidal anti-inflammatory drug, NSAID）、抗癫痫药、抗抑郁药、激素类药物、抗骨转移药物。

2. 阿片类药物的不良反应

阿片类药物的不良反应与个体差异、年龄、肝肾功能、药物剂量、药物相互作用等因素有关，主要包括：①恶心和呕吐：止吐剂治疗常用方案为夜间使用氟哌啶醇 1.5～3.0 mg；或每隔 8 h 使用赛克力嗪 50 mg；或每隔 6 h 使用甲氧氯普胺 10～20 mg。②便秘：治疗应仔细分辨便秘的原因。通便药物（主要是缓泻剂）是阿片类处方中的必要组成部分，必须在考虑使用缓泻剂的同时，考虑选择使用引起便秘风险较小的药物。③嗜睡和过度镇静：患者出现显著的过度镇静症状时，应减少阿片类药物的剂量，待症状减轻后再逐渐调整剂量至满意镇痛。④呼吸抑制：对症处理并使用拮抗剂纳洛酮，必要时采用气管插管、机械通气控制呼吸。

3. 长期应用吗啡镇痛会成瘾吗?

很多患者担心长期使用阿片类药物会出现药物成瘾,什么是药物成瘾?首先应正确区分耐受、躯体依赖和精神依赖这几个概念。

(1)耐受性:是指反复用药后,药效下降,药物作用维持时间缩短,需要逐渐增加剂量或缩短给药时间才能维持其治疗效果,耐受性是正常的生理现象。药物需要量的增加多与疾病进展导致疼痛加剧相一致,病情稳定的患者通常不需要增加药物剂量。克服耐受性的方法包括加用辅助药物;交替使用不同类型的镇痛药;放疗、化疗后疼痛减轻时应及时递减剂量并延长用药间隔时间;可配合其他镇痛方法和给药途径。

(2)躯体依赖(生理依赖):连续用药一段时间后,突然停药或注射拮抗剂引起的一系列严重全身反应(戒断综合征),属于正常的药理学反应。一般前 24 h 患者会出现烦躁不安、打呵欠、流涕、出汗或瞳孔扩大等,随后 72 h 可出现易激动,体温、血压、呼吸和心率升高等。这些症状多在 5 ~ 14 天内消失,无须治疗。临床上可通过逐渐减量的方法来防止戒断症状的发生。

(3)精神依赖(心理依赖):即所谓的"成瘾"。指用药者对药物产生的非医疗目的的用药渴求,患者通常会不择手段或不能自控地渴望得到药物。精神依赖是一种心理异常的行为表现,其特点是有阿片类药物滥用史,用药后有欣快感并以追求欣快感为目的。

躯体依赖和耐受性是应用阿片类药物的正常药理学现象,不应影响药物的正常使用。大量研究显示,因治疗疼痛而出现精神依赖的发生率＜ 1%,因此过分担心"成瘾性"并无必要。长期口服阿片类物质(如吗啡)可使患者的血药浓度平稳地保持在较高的水平,没有短期反复给药造成的刺激(峰谷现象)。

（二）原发病治疗

肺癌抗肿瘤治疗或其他可以减轻肿瘤负荷的方法也可减轻癌性疼痛，包括放疗、化疗、生物治疗及手术。

1. 放疗

放疗作为肺癌辅助治疗或姑息性治疗的手段，是长期以来公认的控制癌性疼痛的方法。可有针对性的对原发病灶、骨转移灶和硬膜外脊髓压迫等进行治疗。

2. 化疗

化疗缓解癌性疼痛可能与肿瘤负荷减轻有关，尚存在其他镇痛机制。有证据表明，化疗可以改善疼痛，提供生活质量。

3. 手术

手术缓解癌性疼痛的方法包括治疗硬膜外病变的神经外科手术、减轻内脏梗阻的普外科手术、治疗骨转移的骨科手术等。

4. 放射性粒子植入术

碘 -125 放射性粒子可通过破环细胞 DNA 双链、诱发凋亡的方式直接杀伤肿瘤细胞，使肿瘤体积缩小，减轻肿瘤表面张力及其周围神经、血管及软组织的压迫；放射性粒子在杀伤肿瘤细胞时，可减少或终止 5-HT、缓激肽、前列腺素等致痛物质的释放。

电离辐射可通过微血拴形成、组织纤维化等将肿瘤细胞杀灭，从而达到镇痛的效果。其适应证为肿瘤浸润神经干 / 神经丛引起的疼痛或功能性损伤，溶骨性骨转移导致的疼痛，肌肉、软组织或淋巴结转移导致的疼痛。

（三）微创介入治疗

1. 神经根射频术

对于肺癌术后切口疼痛及骨转移造成的疼痛，可采用对应节段的胸神经根和（或）背根神经节脉冲射频、热凝射频，从而获得较理想的镇痛效果。

（1）脉冲射频：电流在神经组织附近形成高电压，电极针尖端温度不超过 42℃，不会破坏感觉和运动功能。同时，脉冲射频可激活疼痛信号传入通路的可塑性改变，产生抑制疼痛的作用，抑制受损神经周围炎症介质，改善受损神经周围血液循环。脉冲射频可增加脊髓后角和背根神经节及脑组织中的 β - 内啡肽等镇痛物质，抑制脊髓后角 C 类神经纤维诱发长时程增强，提示脉冲射频可能通过改变中枢镇痛物质或神经髓鞘中的痛觉传递结构而发挥镇痛作用。

（2）热凝射频：是指利用高频交流电磁波所产生的生物学热效应和不同神经纤维对温度耐受性的差异进行疼痛治疗的方法。射频热凝的机制是通过可控温度作用于神经节、神经干或神经根等部位，使其蛋白质凝固变性，阻止痛觉信号通过神经传导，对诱发的突触活动产生持续抑制，是一种破坏性治疗。这种方法能消除或减轻疼痛而保持本体感觉、触觉和运动功能，其并发症和死亡率很低，疗效可维持较长时间，且可重复进行，是目前治疗神经病理性疼痛最常用的方法之一。

2. 化学损毁术

通过化学物质进行神经损毁从而发挥镇痛作用的方法。多采用苯酚和无水乙醇，由于其可控性较差及可能导致明显的不良反应，近年来更多用于内脏神经损毁性阻滞，如腹腔内恶性肿瘤相关性疼痛的治疗。

3. 经皮椎体成形术

对于肺癌骨转移导致的疼痛，可经皮通过椎弓根或椎弓根外向椎体内注入骨水泥以达到增加椎体强度和稳定性，防止坍塌，缓解疼痛，甚至部分恢复椎体高度。作用机制是通过增强椎体强度、改变椎体稳定性、缓解脊柱疼痛、控制肿瘤而发挥作用。手术存在的风险是填充材料可能引起过敏及术中骨水泥向椎管内渗漏。

4. 鞘内药物输注系统（intrathecal drug delivery system，IDDS）

目前国内用于治疗癌性疼痛的 IDDS 装置包括半植入式和全植入式两种，鞘内有效镇痛可使癌症患者摆脱疼痛的困扰，生活质量明显改善，生存期也可能获得延长。2016 年国际神经调节学会组织召开的多学科鞘内镇痛专家小组会议（Polyanalgesic Consensus Conference，PACC）修改并制定的 2016 版专家共识中首次明确提出，不应再次将 IDDS 列为全身大剂量使用阿片类药物无效后的补救措施，而应作为难治性疼痛的首选治疗方案之一，有指征时越早植入获益越大。术前必须进行全身疾病状态评估、心理状态评估及社会-经济因素考量。重度抑郁症患者可能不适合接受 IDDS 镇痛治疗。成本-效益分析研究表明，与系统性用药相比，癌性疼痛患者植入全植入式 IDDS 6 ～ 12 个月、半植入式 IDDS 3 ～ 6 个月的性价比更高。

（四）心理治疗

癌症患者常伴有紧张、焦虑、抑郁等心理应激障碍。有研究指出，心理应激可以促进痛觉过敏状态的发生。有效的心理辅助治疗可以改善患者的不良情绪、增强积极应对癌症的能力、改善身体机能及减轻疼痛。除专业的心理辅导及灵性照顾外，部分抗焦虑药、抗抑郁药也对合并有情绪相关问题的癌痛患者有较好的帮助。

（赵国利）

第十四章 肺癌骨转移

骨转移是肺癌常见的血行转移路径之一，肺癌患者骨转移的发生率为 10%～15%，中位生存期为 6～10 个月。骨转移后常伴发骨转移相关事件（skeletal related event，SRE），如病理性骨折、脊髓压迫、高钙血症、骨痛等，严重影响患者的生活质量。

在治疗肺癌原发灶、软组织转移灶的同时，早期明确诊断、积极预防和治疗骨转移及 SRE 尤为重要，尤其是随着肿瘤治疗新方法和新技术的不断出现，晚期肺癌患者的生存期不断延长，正确处理骨转移和 SRE 得到更多的重视。随着多学科综合治疗模式的开展，个体化综合诊断和治疗方案的制订可减少或延缓骨转移并发症及 SRE 的发生，有助于提高肺癌骨转移患者的生活质量。

第 1 节 肺癌骨转移的临床特点

肺癌骨转移的好发部位为中轴骨，包括脊柱和躯干骨近端（脊柱约占 50%，股骨约占 25%，肋骨和胸骨约占 12%），四肢骨转移的发生率略低，晚期多见。肺癌骨转移患者合并 SRE 的概率约为 50%，且一旦发生 SRE，患者的生存期会受到显著影响，尤其是合并严重的 SRE（如高钙血症病理性骨折、脊髓压迫）时，患者的生存期将进一步缩短。

正常骨骼代谢是破骨细胞和溶骨细胞的动态平衡，肿瘤细胞转移至骨骼后会打破这种动态平衡，表现为释放可溶性介质激活破骨细胞和成骨细胞，两种细胞在高活性水平上达到平衡，而破骨细胞释放的细胞因子会促进肿瘤细胞分泌促进骨溶解的介质，为肿瘤生长提供空间，肿瘤细胞进一步通过介质刺激成骨细胞和破骨细胞，从而形成恶性循环，形成分子影像和解剖影像上可鉴别的骨转移灶。根据骨转移灶中破骨细胞和成骨细胞的比例，可分为溶骨型、成骨型和混合型骨转移。根据分子影像学表现，可分为高代谢型和低代谢型。

　　肺癌骨转移的特点主要为破骨细胞导致的骨吸收，解剖影像学表现为溶骨型改变，代谢影像学根据疾病进展阶段的不同而呈现不同的特点。肺癌患者发生成骨型骨转移和混合型骨转移相对较少。肺癌骨转移患者发生 SRE 的风险和概率更高。

　　早期发现肺癌骨转移具有一定困难，主要原因是超过 1/2 的肺癌骨转移患者无明显临床症状，甚至带瘤生存数年，且部分患者的首发症状为病理性骨折。肺癌骨转移的临床表现为骨痛、病理性骨折、脊髓压迫、高钙血症等。其中，骨痛为肺癌骨转移的主要临床症状，其机制为骨转移灶体积增大引起髓腔内压力增加或侵犯骨膜、神经、软组织，同时肿瘤分泌释放的疼痛相关细胞因子（如前列腺素、白介素 -2、肿瘤坏死因子）可引起转移灶部位出现不同程度的疼痛。高钙血症是肺癌骨转移患者死亡的原因之一，患者在晚期还可出现乏力、消瘦、贫血、低热等症状。

第 2 节　肺癌骨转移的诊断

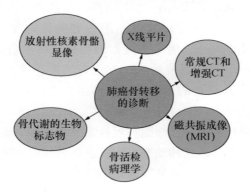

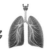

一、放射性核素骨骼显像

1. 显像原理

骨显像剂［如 ^{99m}Tc- 亚甲基二膦酸盐（^{99m}Tc-MDP）、^{18}F- 氟化钠（^{18}F-NaF）或 ^{18}F- 氟代脱氧葡萄糖（^{18}F-FDG）］经静脉注射后，随血流到达全身骨骼，通过化学吸附等方式与骨骼中的羟基磷灰石晶体成分结合，或通过有机质与未成熟的骨胶原结合而沉积在骨骼内。成骨过程活跃的部位，显像剂的摄取增多。显像剂本身为放射性核素标记，核素衰变释放 γ 射线，可被单光子发射断层成像（single photon emission computed tomography，SPECT）或正电子发射断层成像（positron emission tomography，PET）设备获取，并转换为电信号，从而有效反映显像剂的体内分布和骨骼代谢水平。

2. 显像方法

根据显像方法和范围分类，可分为全身骨显像（whole-body bone scintigraphy）（图 14-2-1 和图 14-2-2），局部骨、关节显像（Limited bone scintigraphy），局部骨、关节 SPECT-CT 融合显像（SPECT-CT fusion imaging），三时相骨显像（three-phase bone

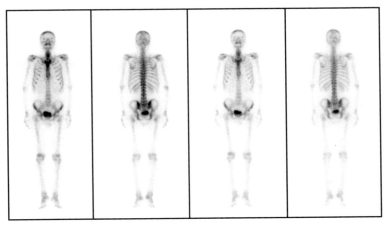

图 14-2-1　**全身骨显像**。患者男，59 岁，肺小细胞癌，全身骨骼未见明显转移征象

scan；即血流相、血池相、延迟相），以及 PET、PET-CT、PET-磁共振成像（magnetic resonance imaging，MRI）融合显像。

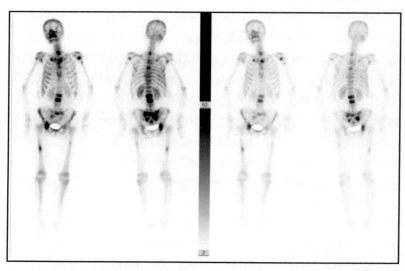

图 14-2-2　**全身骨显像。**患者女，68 岁，肺腺癌，全身多处骨病变，局部无机盐代谢增高，考虑全身多发肿瘤骨转移

3. 显像特点

　　SPECT 和 PET 是基于骨骼代谢水平的变化，能更早期地探测发生在骨骼中的成骨型、溶骨型或混合型骨转移灶的代谢变化，特别是对于活动性转移灶具有独特的优势，是筛查肺癌骨转移的主要手段。

　　由于显像剂的适用性广、易获得、价格相对低廉，SPECT 是骨转移首选的筛查方法，具有敏感性高、全身骨骼可一次性成像、信息全面不易漏诊的优势。除有效评估全身骨骼转移灶大小、范围和活动性外，还能随访对照病灶的病理变化和进程。但骨转移灶以外的其他骨骼病变（如良性骨折、外伤）也可因为异常无机盐代谢、葡萄糖代谢增加而在 SPECT 上呈现骨显像剂的富集，表现为假阳性结果，因此，SPECT 诊断骨转移灶的特异性较低，随

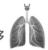

着融合显像（如 SPECT-CT、SPECT-MRI）设备和技术的更新，放射性核素骨骼显像的优势更加明显，尤其是对深在病灶、可疑不典型病灶、小关节部位病灶，诊断效能明显提升（图 14-2-3）。

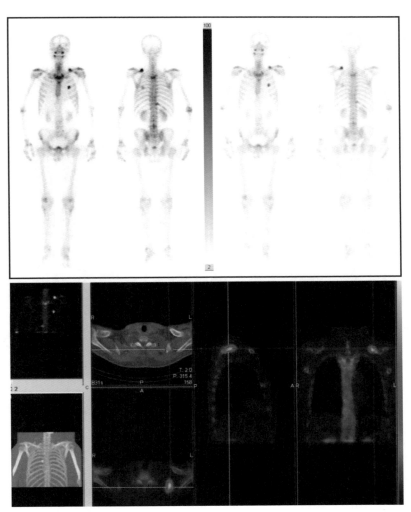

图 14-2-3　**SPECT-CT**。患者男，71 岁，肺腺癌，左侧第 3 前肋部位、左侧肩胛骨喙突部位、T3 椎体病变，局限骨无机盐代谢增高，结合融合 CT，考虑骨转移可能；右侧第 11 后肋骨软骨瘤

PET-CT 是基于骨骼无机盐代谢、肿瘤细胞的葡萄糖代谢、放射免疫和受体靶向显像，对于骨转移灶的敏感性、特异性更高。^{18}F-FDG PET-CT 以肿瘤细胞的高摄取为主要特征，对于溶骨型转移灶及骨髓微转移灶最为敏感。^{18}F-NaF PET-CT 以成骨细胞无机盐代谢增高为主要特征，对成骨型转移灶最为敏感，因此选择合适的放射性核素骨骼显像剂对于骨转移病灶的诊断、有效探测尤为重要。同时，^{18}F-FDG PET-CT 不仅可以反映全身骨骼受累的情况，同时还可以评估肿瘤原发病灶、软组织转移灶的特点（图 14-2-4）。

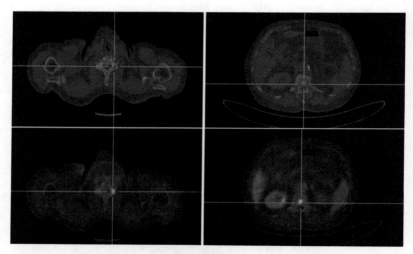

图 14-2-4　^{18}F-FDG PET-CT 显像。患者男，72 岁，肺恶性肿瘤，左图为第 6 颈椎（C6）左侧附件溶骨为主病变，葡萄糖代谢增高，最大标准摄取值（SUV$_{max}$）为 8.06，右图为同一患者，第 12 胸椎（T12）椎体见成骨为主病变，葡萄糖代谢增高，SUV$_{max}$ 为 7.71

SPECT-MRI、PET-MRI 等新型设备集成了核医学多种显像剂及 MRI 多参数信息的优势，可发现更多、更小或更隐匿的骨转移灶，但价格相对昂贵，检查时间长，患者耐受性略差，临床普及困难。

120

二、X 线平片

X 线平片操作简单、费用低廉，是临床诊断骨转移的主要方法之一，也是常规的骨科检查。成像原理主要是依靠骨密度的差异来发现肺癌骨转移灶。由于 X 线平片前后重叠影像的影响，当骨髓内转移灶小且未累及皮质时，易被高密度骨皮质掩盖而漏诊，早期探测和发现骨转移灶的敏感性低。X 线平片早期发现骨转移灶比全身骨骼显像晚 3～6 个月，故 X 线并不作为骨转移的常规检查手段，而是被用于对有临床症状（如骨骼疼痛、病理性骨折等）且怀疑骨转移的部位或 ECT 或 MRI 等发现的异常进行补充评估。

三、常规 CT 和增强 CT

CT 较常规 X 线平片检测骨转移瘤的敏感性更高，可进行肺癌骨转移的定性诊断、严重程度评估，尤其是溶骨型病变骨质破坏程度的评估。CT 能够更精确地显示骨质破坏及其周围软组织肿块，增强 CT 有助于显示骨转移瘤的血供特点、病变与周围软组织、主要神经、重要血管结构的毗邻和累及关系，对全身骨显像检查阳性而 X 线平片阴性、有局部症状、疑有骨转移、禁行 MRI 的患者较有价值。但是，对于骨皮质早期转移、骨髓质浸润的肺癌骨转移灶，CT 诊断的敏感性较低。

四、磁共振成像（MRI）

MRI 对于骨转移的诊断有较高的敏感性和特异性，能通过多平面、多序列成像观察，更准确地显示转移侵犯部位、范围及周围软组织侵犯情况；增强 MRI 有助于显示更多转移灶。

MRI 的敏感性优于全身骨显像，可显示 SPECT 无法显示的早期骨转移灶，尤其适用于检测脊柱转移灶。当怀疑骨转移而全身骨显像和 X 线平片仍不能确定时，可行 MRI 检查提供诊断证据。MRI 对骨髓腔内早期转移灶的敏感性很高，是评估骨转移骨髓内浸润的首选方法。此外，MRI 有助于鉴别骨转移与其他骨骼病变，如感染性病变、良性骨折等，但 MRI 对于诊断四肢长骨（尤其是皮质）骨转移的作用有限。

五、骨活检病理学

骨组织活检后的病理诊断是肺癌骨转移确诊的金标准，尤其对于肺癌合并孤立性骨破坏病灶，活检是推荐的首选诊断检查。活检病理诊断主要采用穿刺针切割或抽取肿瘤组织，慎用外科切开活检，从而减少创伤，降低异位移植的概率。骨转移灶的活检多在 CT 引导或超声引导下进行，穿刺活检前应尽量行增强 CT 或 MRI，避开坏死区域取材且尽可能选取溶骨性区域取材，以满足常规病理及分子病理学诊断的要求。随着近年来放射性核素骨显像的应用普及，SPECT-CT 或 PET-CT 融合显像引导组织活检具有更高的阳性率和更小的创伤，一般不会引起病理性骨折、医源性转移事件的发生。

六、骨代谢的生物标志物

除通过在体核素骨显像评估骨代谢水平外，血液中的一些生物标志物也能反映骨转移过程中骨吸收和形成的情况，主要包括：①反映溶骨代谢水平的标志物：Ⅰ型前胶原羧基末端肽（carboxyterminal Peptide of type I procollagen，ICTP）、Ⅰ型胶原N末端肽（N-telopeptide of type I collagen，NTX）、Ⅰ型胶原交联 C-末端肽（type I collagen carboxy-terminal peptide，CTX）、骨唾液蛋白（bone sialoprotein，BSP）等。②反映成骨代谢水平的标志物：骨特异性碱性磷酸酶（bone alkaline phosphatase，BALP）、碱性磷酸酶（alkaline phosphates，ALP）、Ⅰ型前胶原氨基末端肽（type Ⅰ procollagen amino-terminal peptide，PINP）等，其中ALP 应用较多。

第3节　肺癌骨转移的治疗

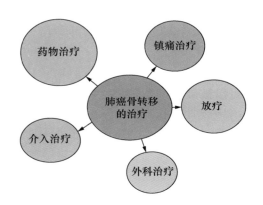

对于肺癌骨转移的治疗，原则上仍以全身综合治疗为主，在控制原发肿瘤及其转移灶活性的同时，必要时采取局部治疗，从而缓解症状、预防及延缓骨折等 SRE、提高患者生活质量、延长生存期。随着多学科综合治疗模式得到广泛认可，肺癌骨转移的治疗手段包括：①对于多发骨转移灶，推荐针对肺癌的系统治疗（化疗、靶向治疗、免疫治疗等）；②对骨痛症状采取镇痛治疗，诊断明确的骨转移灶推荐骨改良药；③孤立性骨转移灶推荐外照射治疗，多发性骨转移推荐放射性核素内照射治疗；④出现病理性骨折及脊髓压迫时，需要进行外科手术，必要时可采取介入治疗（如消融治疗、外科成形及近距离粒子植入治疗）等。

一、药物治疗

（一）骨改良药

包括双膦酸盐和地诺单抗，针对明确的骨转移，可有效预防 SRE。肺癌患者影像学检查提示有骨破坏或骨转移时，如无禁忌证，均推荐应用骨改良药物治疗。推荐至少持续用药 9 个月以上，患者对骨改良药具有较好的耐受性，主要不良反应包括颌骨坏死、肾毒性、低钙血症及流感样症状（骨痛、发热、疲劳、寒战及关节或肌肉痛），注射部位偶有轻度反应及不需要治疗的无症状血浆磷酸盐水平降低等。仅存在骨转移风险（乳酸脱氢酶或 ALP 升高）但未确诊骨转移的患者不推荐使用。

1. 双膦酸盐

双膦酸盐是焦膦酸盐分子的稳定类似物，其治疗骨转移的机制包括：①可以被破骨细胞选择性吸收，并选择性抑制破骨细胞的活性，诱导破骨细胞凋亡，从而抑制骨吸收；②抑制破骨细胞成熟；③抑制成熟破骨细胞的功能；④抑制破骨细胞在骨质吸收部位的聚集；⑤抑制肿瘤细胞扩散、浸润和黏附于骨质。双膦酸盐能抑制破骨细胞对骨小梁的溶解和破坏，因此能阻止肿瘤转移引起的溶骨型病变，减少骨吸收，减轻骨痛及由骨转移所致的高钙血症及其他 SRE。部分双膦酸盐具有直接抗肿瘤的作用，可抑制肿瘤细胞浸润和骨基质的黏附性，阻断肿瘤细胞释放破坏骨质的细胞因子和生长因子，并可诱导肿瘤细胞凋亡。

第一代双膦酸盐包括氯膦酸等、第二代双膦酸盐包括帕米膦酸二钠、阿仑膦酸钠等，第三代双膦酸盐包括唑来膦酸、伊班膦酸钠和因卡膦酸二钠。

2. 地诺单抗

地诺单抗是一种有独特作用机制的骨吸收抑制剂，作用机制是特异性靶向核因子 κB 受体激活蛋白配体（receptor activator of NF-κB ligand，RANKL），抑制破骨细胞活化和发展，减少骨吸收，增加骨密度。国内以地舒单抗上市。

（二）化疗

含铂双药联合化疗是晚期驱动基因阴性肺癌患者的标准一线方案，推荐以顺铂或卡铂为基础的含铂双药方案。对于骨转移患者，通常需要联合使用双膦酸盐。

（三）分子靶向治疗

常用的分子靶向治疗药物包括：①以表皮生长因子受体基因（*EGFR*）突变为靶点的 EGFR- 酪氨酸激酶抑制剂（TKI），如第一代 EGFR-TKI 吉非替尼、埃克替尼和厄洛替尼，第二代 EGFR-TKI 阿法替尼及第三代 EGFR-TKI 奥希替尼；②以棘皮动物微管相关蛋白 4- 间变性淋巴瘤激酶融合基因（*EML4-ALK*）和 *ROS1* 为靶点的 TKI，包括第一代的克唑替尼和第二代的色瑞替尼；③以血管内皮生长因子（VEGF）为靶点的治疗，如贝伐珠单抗，其与化疗联合或与铂类双药化疗药物联合可延长骨转移患者的中位进展时间，并降低 SRE 的发生率，抑制骨转移。

（四）免疫治疗

免疫治疗药物为晚期肺癌治疗提供了新的选择，如抗 PD-1 抗体纳武利尤单抗、帕博利珠单抗、阿替利珠单抗，目前也作为驱动基因阴性晚期肺癌患者的推荐治疗。

二、镇痛治疗

根据患者的病情、身体状况、疼痛部位及特点，可应用恰当的镇痛治疗方法，从而及早、持续、有效地消除疼痛，预防和控制药物不良反应，提高患者生活质量。

镇痛治疗包括药物治疗和非药物治疗，后者包括放疗、手术和介入治疗。常用的镇痛药物包括非甾体抗炎药（对乙酰氨基酚）、阿片类药物（如吗啡缓释片、羟考酮缓释片和芬太尼透皮贴剂等）、双膦酸盐及其他辅助镇痛用药。

三、放疗

放疗是肺癌骨转移有效的治疗方法之一，可减轻或消除症状、改善生活质量、延长生存期，同时预防病理性骨折和脊髓压迫并缓解脊髓压迫症状。

放疗包括外照射治疗和放射性核素治疗。外照射治疗是肺癌骨转移姑息性放疗的首选方法，可迅速有效地缓解骨破坏和软组织病变导致的疼痛，尤其是立体定向放射治疗。放射性核素治疗是肺癌骨转移的有效治疗手段，目前最常用的放射性核素是^{89}锶（^{89}Sr），其半衰期为 50.5 天，在骨组织中的射程约为 3 mm，发射纯 β 射线，其体内代谢特点与钙相似，在正常骨组织中的有效半衰期为 14 天，在肿瘤骨转移灶内的有效半衰期＞50 天，因此可使病灶处具有较高的辐射吸收剂量，获得较好的疗效（图 14-3-1）。部分患者接受放射性核素治疗后会出现明显的骨髓抑制且恢复较慢，影响化疗等后续全身治疗，因此应严格掌握适应证。

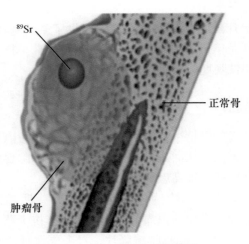

图 14-3-1　^{89}Sr 放射性核素治疗

四、外科治疗

肺癌骨转移的外科治疗与原发病变的治疗同样重要，尤其是单发骨转移、负重骨骼出现骨质破坏、保守治疗后疼痛仍加重、运动功能未有效恢复、出现病理性骨折、有神经压迫或截瘫风险

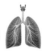

的患者。此外，可在外科治疗的同时获得骨转移灶的组织学诊断，便于肿瘤的进一步内科治疗。

五、介入治疗

目前常用的介入治疗方法包括消融治疗（射频消融、微波消融、激光消融、冷冻消融及高强度超声聚焦等）、骨成形术、近距离治疗（放射性粒子植入）等。由于具有操作简便、创伤微小、安全性高、不良反应少、恢复快速等优点，介入治疗为无法耐受或不愿接受其他治疗的患者提供了选择。

（邵国强）

参考文献

［1］北京医学奖励基金会肺癌青年专家委员会，中国胸外科肺癌联盟. 肺癌骨转移诊疗专家共识（2019版）. 中国肺癌杂志，2019，22（4）：187-207.

［2］孙燕，石远凯. 临床肿瘤内科手册. 北京：人民卫生出版社，2009.

［3］王磊，谭宇，王慧，等. 全身骨显像在肺癌骨转移临床诊断中的价值. 影像研究与医学应用，2021，5（2）：132-133.

［4］于世英. 恶性肿瘤骨转移的诊断与治疗. 北京：中国协和医科大学出版社，2012.

［5］Hernandez R K，Wade S W，Lyman G H，et al. Incidence of bone metastases in patients with solid tumors：analysis of oncology electronic medical records in the United States. BMC Cancer，2018，18（1）：44.

［6］Johnson J R，Williams G，Pazdur R. End points and United States Food and Drug Administration approval of oncology drugs. J Clin Oncol，2003，21（7）：1404-1411.

［7］Jones A G，Francis M D，Davis M A. Bone scanning：radionuclide reaction mechanisms. Semin Nucl Med，1976，6（1）：3-18.

［8］Lopez-Olivo M A，Shah N A，Pratt G，et al. Bisphosphonates in the treatment of patients with lung cancer and metastatic bone disease：a systematic review and meta-analysis. Support Care Cancer，2012，20（11）：

2985-2998.

[9] Mountzios G, Ramfidis V, Terpos E, et al. Prognostic significance of bone markers in patients with lung cancer metastatic to the skeleton: a review of published data. Clin Lung Cancer, 2011, 12 (6): 341-349.

[10] Okano Y, Nishio M. Efficacy of gefitinib in treatment of lung cancer patients with bone metastasis. Clin Calcium, 2008, 18 (4): 527-533.

[11] Pandit-Taskar N, Batraki M, Divgi C R. Radiopharmaceutical therapy for palliation of bone pain from osseous metastases. J Nucl Med, 2004, 45 (8): 1358-1365.

[12] Planchard D, Popat S, Kerr K, et al. Metastatic non-small cell lung cancer: ESMO Clinical Practice Guidelines for diagnosis, treatment and follow-up. Ann Oncol, 2019, 29 (Suppl 4): iv192-iv237.

第十五章　肺癌脑转移

　　肺癌是发生脑转移最常见的原发肿瘤，约占脑转移癌的64%。肺癌脑转移是指肺癌细胞进入颅内，累及脑实质、脑脊膜、脑神经和颅内血管，其中脑实质转移最为常见。尽管大部分患者发现脑转移时肺部原发病变已经确诊，但约20%的患者是以脑转移癌为首诊表现。

　　20%～65%的肺癌患者在病程中会发生脑转移。美国国立癌症研究所监测、流行病学和最终结果（Surveillance，Epidemiology，and End Results，SEER）数据库的一项长期随访结果显示，在非转移性非小细胞肺癌患者中，肺腺癌、鳞状细胞癌和大细胞癌发生脑转移的风险分别为11%、6%和12%。肺癌脑转移中国治疗指南（2021年版）显示，小细胞肺癌患者首次就诊时脑转移的发生率为10%，诊疗过程中为40%～50%，生存2年以上的患者脑转移发生率达60%～80%，是影响小细胞肺癌患者生存和生活质量的重要因素之一。在Ⅱ/Ⅲ期的非小细胞肺癌患者中，2年的脑转移发生率约为30%。

　　脑转移大多慢性起病，但病程通常进展迅速。转移部位以血运较丰富区域的灰质和白质交界处为主，非小细胞肺癌常发生顶枕叶和小脑转移，小细胞肺癌常发生小脑转移。70%～80%的肺癌脑转移呈多发，患者预后差、生存时间短，其中以软脑膜转移的预后最差，治疗无效者的中位生存时间仅为1个月。

第 1 节　肺癌脑转移的临床表现

70% 以上的肺癌脑转移患者存在神经系统症状和体征。头痛是最常见的临床症状，发生率约为 50%，其次为定位功能减退和精神异常。体征通常包括肿瘤对侧肢体瘫痪或活动受限，以及感觉异常和视乳头水肿。

5% ～ 10% 的肺癌脑转移患者可能出现急性脑卒中，提示肿瘤内出血。主要临床表现包括：①头痛：性质多较剧烈，常于清晨发作，有时可在睡眠中被痛醒，起床轻度活动后头痛逐渐缓解或消失。②呕吐：多在头痛后出现，呈喷射状。③视力下降。④偏瘫或跛行步态：提示转移灶位于额顶叶、脑干或小脑部位。⑤单侧肢体感觉异常或无力：包括单侧肢体痛觉、温觉、振动觉、形体辨别觉减退或消失。⑥幻嗅：可闻及实际并不存在的气味，如烧焦味或焦橡胶等气味。⑦精神异常：可出现兴奋、躁动、忧郁、遗忘、虚构等表现。⑧耳鸣、耳聋。

第 2 节　肺癌脑转移的诊断

对于确诊肺癌的患者，当出现颅内压增高和（或）神经精神症状时，首先应考虑脑转移。部分患者无以上相关症状，而是在常规脑影像学检查时发现脑转移灶。

一、肺癌脑转移的诊断性检查

1. CT

增强 CT 是诊断脑转移癌常用的可靠方法之一。CT 能清楚显示转移灶的大小、部位及数目。CT 对 < 0.5 cm 的病灶和幕下转移瘤的显示不满意。

2. MRI

增强 MRI 对诊断脑转移最有价值。与 CT 相比，MRI 的软组织对比度更佳，且具有多平面、多方位显示的优点，更利于早期发现脑转移。增强 MRI 对于多发脑转移的诊断率可达 80% ~ 90%。

3. 脑脊液检查

脑脊液中检出癌细胞是确诊软脑膜受累的可靠依据。严重颅内压增高者不宜进行腰椎穿刺。脑脊液阴性的患者不能排除脑膜转移。肺癌软脑膜转移少见。

4. 其他检查

CT 引导下立体定向穿刺活检术、脑电图、脑多普勒超声检查、放射性同位素检查对脑转移癌有一定的诊断参考价值。对肺部原发灶已明确病理诊断，且症状、体征、CT/MRI 表现典型的患者，通常无需进行其他检查及脑脊液检查。

二、肺癌脑转移的鉴别诊断

肺癌脑转移须与以下情况进行鉴别：①中枢神经系统占位性病变：11% 的单发中枢神经系统占位性病变为非转移性。部分晚期肺癌患者由于凝血机制紊乱，可发生严重脑血管病（如脑内及硬膜下血肿），若大脑中动脉内有大量瘤栓，可引起脑软化，瘤栓及化脓性栓子可形成转移瘤内脓肿，必要时需经立体定向穿刺活检或手术后病理学检查才能明确诊断。②小细胞肺癌引起的神经系统症状：小细胞肺癌患者也可出现神经系统症状，主要表现为痴呆、精神障碍、重症肌无力等，肺癌切除术后或化疗后，以上症状可自行消退或缓解。③水电解质紊乱、低血糖、严重精神疾病：患者亦可出现神经精神症状，应注意鉴别。

第 3 节　肺癌脑转移的治疗

对于肺癌脑转移的患者，治疗应根据患者的年龄、全身状况［Karnofsky 评分（Karnofsky score，KPS）］、神经系统功能状态、肺部原发灶的治疗情况、有无脑外多发性转移、脑转移瘤的数目、大小及部位综合考虑治疗方案。

Gaspar 等提出了脑肿瘤递归分区分析（recursive partitioning analysis，RPA）。RPA 是肺癌脑转移治疗决策的重要环节，共分为 3 级：① PRA Ⅰ级：KPS ≥ 70，年龄＜ 65 岁，原发肿瘤已控制，中位生存时间约为 7 个月。② PRA Ⅱ级：KPS ＜ 70，年龄＞ 65 岁，或原发肿瘤未控制，中位生存时间约为 4 个月。③ PRA Ⅲ级：KPS ＜ 70，年龄＞ 65 岁，且原发肿瘤未控制，中位生存时间约为 2 个月。

目前对于肺癌脑转移的主要治疗方法包括全脑放疗（whole brain radiation therapy，WBRT）、立体定向放射治疗、手术治疗、化疗、原发肿瘤治疗、使用类固醇激素（如地塞米松、甲泼尼龙）、脱水剂（如甘露醇、甘油果糖）降低颅内压减轻脑水肿以及支持治疗。WBRT 是最常用且有效的治疗手段。

一、类固醇激素（简称"激素"）

静脉使用激素能迅速缓解脑水肿，降低颅内压，也可减少放疗引起的水肿加重。短期激素治疗极少产生严重并发症。通常在激素治疗 6 ～ 24 h 后，症状开始改善，3 ～ 7 天可达到最佳效果，约 70% 的患者可出现症状改善。

在放疗等治疗前和治疗中，均应给予激素治疗。最优剂量尚未可知。临床上通常先予地塞米松静脉负荷剂量（8 ～ 32 mg），序贯口服维持治疗（4 mg，4 次 / 日）。治疗时间和剂量应根据患者颅内压改善情况而定。通常建议缓慢减量至停用，以减少反跳现象（原症状复发或恶化）的发生。

二、放疗

根据不同的治疗目的，肺癌脑转移放疗的实施方法也不同，

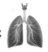

主要包括：①单一放疗或与脱水剂、激素联合，缓解肿瘤在脑内占位的相关症状；②术后放疗，以预防脑转移瘤的复发；③预防性全脑放疗（prophylactic cranial irradiation，PCI），尤其对于脑转移发病率很高的局限期小细胞肺癌患者。

1. 全脑放疗（WBRT）

WBRT 可抑制脑转移灶的进展，降低颅内局部复发率，改善患者的生活质量，并减少患者对激素的依赖。WBRT 的最佳时间和剂量仍不确定。一般认为，剂量以总剂量（total dose，DT）3000 cGy/10 次或 4000 cGy/20 次为宜，分割剂量不宜 > 300 cGy/次。增加 WBRT 的剂量并不能明显增强疗效，反而可能增加长期生存者的神经系统晚期毒性。患者可在治疗后 1～2 个月内复查时观察到明显的效果。

部分外科手术切除的患者也可考虑行 WBRT，以进一步延长生存期，降低脑内病灶的复发概率。由于大部分小细胞肺癌患者会出现脑转移，因此对于生存期较长的局限期小细胞肺癌患者，在脑转移发生前可进行 PCI。

2. 立体定向放射外科（SRS）

SRS 是利用三维计算机程序将直线加速器或伽马刀的放射线引导至脑内病灶处，可采用以下 3 种技术：①直线加速器——产生高能 X 线，如机器人放射外科手术系统（又称射波刀或赛博刀）；②伽马刀——产生 γ 射线；③回旋加速器——产生带电粒子，如质子。

SRS 常用于治疗 1～3 个转移灶且转移灶直径不超过 4 cm 的病例。SRS 的局部控制率优于手术切除，这可能是因为 SRS 的照射半影效应抑制了脑转移灶周围的微转移病灶。

3. WBRT + SRS 局部补量

对于脑外病灶控制良好的肺癌脑转移患者，如果脑转移灶为 1～3 个，WBRT 后进行 SRS 可增加肿瘤照射剂量，提高肿瘤控制率和疗效，延长患者的生存时间。需要注意的是，局部补量放疗会轻度增加不良反应。

4. 脑转移癌放疗的不良反应

WBRT 后可能出现不同程度的并发症（如脱发）。治疗早期可出现短期头痛、恶心、记忆力下降等神经系统症状加重，以及皮肤红斑、轻度脱皮等。研究显示，利用调强放射治疗技术减少对海马区的照射可降低 WBRT 后 4 个月及 6 个月时记忆力下降的发生率。脑转移患者接受 WBRT 后的生存期通常较短，然而，在接受 WBRT 1 年后仍然生存的患者中，约 10% 可出现放疗相关的晚期并发症，特别是分割剂量 > 300 cGy/ 次的患者。放疗的晚期并发症包括：①脑萎缩；②脑组织坏死；③内分泌功能失调；④认知功能减退；⑤痴呆；⑥白内障；⑦眼干燥症。

5. 脑转移癌复发的再程放疗

对于复发性脑转移癌患者，SRS 可以缓解症状，使肿瘤缩小，但尚缺乏足够的证据证实其临床治疗的益处，应综合考虑患者的一般情况、预期生存时间、复发病灶的部位、大小、数目、首程照射的部位、剂量和再程放疗的间隔时间等因素。再程放疗通常采用有限的照射野和常规分割剂量，患者耐受好，能缓解症状和延长生存，局部累积剂量可达 60 Gy。对于单发或少发复发病灶，可进行 SRS。

三、肺癌脑转移的其他治疗

1. 癫痫的治疗和预防

20% ～ 40% 的脑转移患者可能发生癫痫，为预防癫痫的再次发作，可进行抗惊厥治疗，如苯妥英钠、卡马西平或苯巴比妥。不建议预防性使用抗癫痫药物。

2. 手术

行手术切除的肺癌脑转移患者的积极预后因素包括：①孤立性脑转移；②肺部原发病灶及脑外转移灶控制好；③全身状况较好（KPS 较高）；④原发肿瘤确诊与脑转移瘤确诊的时间间隔较长；⑤年龄相对较小（＜ 60 岁）。若患者具有危及生命的病灶或

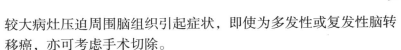

较大病灶压迫周围脑组织引起症状，即使为多发性或复发性脑转移癌，亦可考虑手术切除。

3. 化疗

化疗药物有效治疗脑转移瘤应符合两个条件，即必须对肺原发肿瘤具有治疗活性和能通过血脑屏障。研究表明，很多化疗药物不能通过血脑屏障，因此在中枢神经系统组织内难以达到理想的浓度。例如，紫杉醇是非小细胞肺癌患者常用的化疗药物，但其脑脊液的浓度仅相当于血浆浓度的 0.12% ～ 8.3%。此外，脑转移瘤可能干扰血脑屏障的功能，允许化疗药物通过并进入脑组织和脑脊液。

4. 分子靶向治疗

表皮生长因子受体-酪氨酸激酶抑制剂（EGFR-TKI）为小分子化合物，对于携带 *EGFR* 敏感突变的肺癌患者（19 号外显子和 21 号外显子），其不但可有效治疗原发病灶，也能部分透过血脑屏障而对控制脑转移灶起到积极的作用。

（李梅）

参考文献

［1］王绿化，朱广迎 . 肿瘤放射治疗学 . 北京：人民卫生出版社，2016.

［2］殷蔚伯，余子豪，徐国镇，等 . 肿瘤放射治疗学（4 版）. 北京：中国协和医科大学出版社，2008.

［3］Aoyama H, Shirato H, Tago M, et al. Stereotactic radiosurgery plus whole-brain radiation therapy vs stereotactic radiosurgery alone for treatment of brain metastases：a randomized controlled trial. JAMA，2006，295（21）：2483-2491.

［4］Baumert B G, Rutten I, Dehing-Oberije C, et al. A pathology-based substrate for target definition in radiosurgery of brain metastases. Int J Radiat Oncol Biol Phys，2006，66（1）：187-194.

［5］D'Antonio C, Passaro A, Gori B, et al. Bone and brain metastasis in lung cancer：recent advances in therapeutic strategies. Ther Adv Med

Oncol, 2014, 6（3）: 101-114.

［6］El Kamar F G, Posner J B. Brain metastases. Semin Neurol, 2004, 24（4）: 347-362.

［7］Faguer R, Mazeron J J, Metellus P. Brain metastases: surgery and stereotactic radiosurgery. Rev Prat, 2014, 64（5）: 674-676.

［8］Gaspar L, Scott C, Rotman M, et al. Recursive partitioning analysis（RPA）of prognostic factors in three Radiation Therapy Oncology Group（RTOG）brain metastases trials. Int J Radiat Oncol Biol Phys, 1997, 37（4）: 745-751.

［9］Glantz M J, Cole B F, Forsyth P A, et al. Anticonvulsant prophylaxis in patients with newly diagnosed brain tumors. Report of the Quality Standards Subcommittee of the American Academy of Neurology. Neurology, 2000, 54（10）: 1886-1893.

［10］Gondi V, Pugh S L, Tome W A, et al. Preservation of memory with conformal avoidance of the hippocampal neural stem-cell compartment during whole-brain radiotherapy for brain metastases（RTOG 0933）: a phase II multi-institutional trial. J Clin Oncol, 2014, 32（34）: 3810-3816.

［11］Patchell R A, Tibbs P A, Regine W F, et al. Postoperative radiotherapy in the treatment of single metastases to the brain: A randomized trial. JAMA, 1998, 280（17）: 1485-1489.

［12］Quattrocchi C C, Errante Y, Gaudino C, et al. Spatial brain distribution of intra-axial metastatic lesions in breast and lung cancer patients. J Neurooncol, 2012, 110（1）: 79-87.

［13］Robnett T J, Machtay M, Stevenson J P, et al. Factors affecting the risk of brain metastases after definitive chemoradiation for locally advanced non-small-cell lung carcinoma. J Clin Oncol, 2001, 19（5）: 1344-1349.

［14］Sawaya R. Oncology. Huntington: Williston Park, 2001.

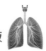

第十六章　肺癌晚期胸腔积液和心包积液

在肺癌的诊断和复查中，常常会观察到胸腔积液和心包积液，很多患者在要不要抽取积液这个问题上难以抉择。有谣言称，"胸水"不能抽，因为会越抽越多。事实是这样的吗？

第 1 节　胸腔积液和心包积液的发生机制

为了让液体积聚起来而不外流，需要一个容器，人体中也存在这样的"容器"，被称为"腔"。在胸膜的脏层（脏层胸膜）和壁层（壁层胸膜）之间就存在这样的"腔"，即胸膜腔。正常情况下，两个空间并不是绝对真空，内含少量液体，在呼吸运动时起到一定的润滑作用。这些液体会因为呼吸运动而进行持续地滤出和吸收，始终处于动态平衡之中。在心脏的外面，有一层发挥保护作用的薄膜包裹着心脏，即心包。与胸膜腔类似，心包的浆膜层可分为脏层和壁层，两者之间也存在少量液体，使心脏在搏动时免于与胸腔"软碰硬"而受伤。如果因各种原因导致这两个"容器"内的液体异常增多，就会形成胸腔积液（图 16-1-1）或心包积液（图 16-1-2）。

当肿瘤侵犯胸膜、心包或原发性胸膜肿瘤时，会引发恶性胸腔积液或恶性心包积液，约 20% 的胸腔积液由肿瘤引发。恶

137

性心包积液多因心包转移癌引起，约占所有心包积液患者的60% ～ 75%，多见于肺癌和乳腺癌。

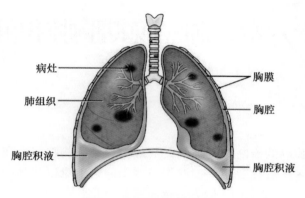

图 16-1-1　胸腔积液示意图

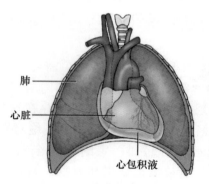

图 16-1-2　心包积液示意图

第 2 节　胸腔积液和心包积液的症状

出现少量胸腔积液时患者通常无明显症状，可通过胸部 X 线、胸部 CT、超声等检查发现胸腔积液。随着积液增多及病情加重，患者会出现一系列症状，最常见的症状是呼吸困难，严重

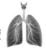

时可出现端坐呼吸、口唇及手指末端发绀等。有些患者还可出现咳嗽，多以干咳为主，因为胸腔积液压迫肺组织可形成刺激性干咳。少数患者可出现胸痛，可由胸膜间皮瘤等造成；当肿瘤侵袭胸膜时，可出现持续性胸痛，即使抽取胸腔积液，胸痛症状也不会减轻；部分胸痛是由胸腔积液减少时脏层胸膜和壁层胸膜产生摩擦导致，当胸腔积液增多时胸痛症状可减轻。胸腔积液的非特异性症状包括食欲减退、体重下降、发热等。

　　早期心包积液无明显症状，典型表现为呼吸困难，也可出现疲劳、乏力、胸痛、咳嗽等，随着心脏负担的进一步增大，可出现端坐呼吸。此外，心包积液会压迫邻近组织，如压迫膈肌、食管时会出现恶心、吞咽困难；压迫膈神经时会引发频繁打嗝；压迫喉返神经时可出现声音嘶哑。此外，也可出现血压下降、心悸、发热等非特异性症状。当心包积液进一步发展，可出现严重的"心包填塞"（心脏压塞）症状，表现为心前区疼痛、呼吸困难、下肢水肿、血压骤降，甚至休克，若不及时治疗，患者将面临死亡的风险。

　　值得一提的是，出现恶性胸腔积液和心包积液通常提示原发肿瘤已处于晚期，患者及家属若发现上述症状，请务必及时就诊。部分老年患者在出现恶性胸腔积液和心包积液时无明显临床症状，家属应注意观察患者有无非特异性表现，并遵从医嘱，及时就诊和复查。

第3节 "疑似"胸腔积液患者的诊断

　　对于出现胸腔积液、心包积液症状的肺癌患者，通常需要通过一系列检查进行确诊。部分患者可以在体表发现一些"证据"（即体征），但并不是每位患者都能表现出积液的相关体征。此时，影像学检查和超声检查必不可少。

一、胸部 CT

常规 CT 的层厚为 10 mm，薄层 CT 的层厚仅为 1 ~ 5 mm，与胸部 X 线相比，胸部 CT 有助于医生观察少量积液，因此建议行胸部 CT 而非普通胸部 X 线检查来诊断积液。对于心包积液，CT 检查除了能更准确地探知少量心包积液外，还有助于发现心包增厚，以进一步鉴别诊断。

二、其他相关辅助检查

若 CT 未见明显异常，而患者症状持续加重，则需要进一步完善 MRI、全身 PET-CT、支气管镜等检查，甚至胸膜活检术。超声检查通常是为了后续的诊断和治疗。胸腔积液 B 超和超声心动图检查可对胸腔积液和心包积液进行定位，有助于穿刺抽液，并进一步明确积液病理。

三、穿刺

确定存在胸腔积液和心包积液后，尤其是对于有临床症状者或中–大量积液患者和新发积液患者，医生通常会建议进一步穿刺，最常用胸腔穿刺和心包穿刺，其主要目的包括以下几点。

1. 缓解症状

如上所述，积液会导致患者出现一系列以呼吸困难为主的不适症状，大量心包积液会引发危急重症，这些积液如同重重的"砝码"压在心脏和（或）肺部。此时，我们需要使用"千斤顶"——胸腔穿刺、心包穿刺将积液排出，恢复心脏和（或）肺部正常的生理功能，从而快速缓解胸闷、呼吸困难等不适，从而避免电解质紊乱、酸碱失衡等毒性症状，以及胸膜、心包膜增厚甚至恶化为心包填塞等重症。

2. 协助诊断

对于怀疑恶性肿瘤所致积液的患者，一般可通过对胸腔穿刺、心包穿刺引流的积液进行病理学诊断，以判定积液性质。近年

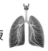

来，内科胸腔镜也被越来越多地应用于可疑恶性胸腔积液的诊断之中。一项针对中国患者人群的研究表明，内科胸腔镜对不明原因的胸腔积液性质的诊断率可达 92.6%，其中恶性胸腔积液的诊断敏感性为 41.1%。

3. 指导治疗

目前，靶向治疗的基因靶点和免疫治疗相关的检测指标可通过包埋的胸腔积液、心包积液蜡块采用二代测序技术（NGS）、免疫组化（ICH）、荧光原位杂交技术（FISH）等方法进行检测，以提高靶向药物治疗和免疫治疗的"准确度"和有效率。此外，对于难治性胸腔积液或心包积液，可在全身治疗的基础上，采用局部胸腔内药物治疗结合积液控制情况将部分药物通过穿刺操作注入胸腔内，有助于药物直达病灶，提高局部治疗效果。

第4节　胸腔积液和心包积液的治疗

一、穿刺抽液的意义

是否需要进行穿刺，主要是根据患者是否出现了呼吸困难等临床症状决定。对于无明显症状的胸腔积液者，多项指南和临床共识推荐可不进行穿刺引流；对于有明确症状且症状与积液相关者，则推荐进行穿刺引流。若患者没有明显临床症状，但临床需要确诊积液性质，也可以在征得患者和家属同意的基础上，经超声定位后给予穿刺引流送检病理。恶性肿瘤引起的积液属于渗出液，其外观微浑浊或浑浊，颜色可呈淡黄色、乳白色、红色等。积液中含有较多炎症细胞和蛋白质等成分，也就是谣言中所说的"营养"。但其实胸腔积液和心包积液中含有的蛋白质成分与人体需要摄入的蛋白质类型不同，它们较难被人体吸收利用，是对身体无用的"垃圾"，因此抽取积液对于人体的营养吸收并无影响。同时，抽取积液可直接解除积液对患者心脏和肺部的"重压"，从而改善症状，进而提高患者的食欲，增加患者对营养的摄入。

从另一个角度讲，如果不抽取积液，胸腔积液长期积聚可导致大量纤维蛋白和细胞碎屑沉积于壁层胸膜，阻塞壁层胸膜淋巴管网微孔，损伤正常胸膜的淋巴回流系统，使积液难以被吸收，导致胸膜增厚；心包积液长期积聚会导致心包内压升高，进而限制心脏的舒张期充盈，使心脏的每搏量（心脏每次搏动泵出的血液量）和心排血量（心脏每分钟泵至外周循环的血液量）降低，此时机体会通过升高静脉压来增加心室充盈，增加心肌收缩力来提高射血分数，加快心率来增加心排血量，但最终会失去代偿功能，引发心源性休克，甚至因循环系统衰竭而危及生命。

二、穿刺抽液的流程

临床抽取胸腔积液的常用方法包括胸腔穿刺术和胸腔闭式引流。其基本操作包括将空心针穿入胸腔，使胸腔积液可以通过空心针流出体外。心包穿刺与胸腔穿刺类似，是利用空心针穿入心包腔，使心包积液流出体外。对于需要反复胸腔穿刺或心包穿刺的患者，通常建议行胸腔闭式引流（图16-4-1）或心包穿刺引流术，即在完成普通的穿刺操作后，将引流管一端放入腔内，另一端接入比其位置更低的水封瓶或集尿袋（用于收集积液），通过压强差来排出腔内的液体，使得心肺组织重新张开而恢复功能。与"一次性"穿刺术相比，闭式引流多用于治疗复发性胸腔积液、心包积液，以及大量积液伴有明显症状的患者，其并发症的发生率较低。

在进行穿刺操作前，医生会对患者的病情进行评估，排除穿刺操作的禁忌证（如凝血功能异常、全身状况较差等），并充分告知患者及其家属穿刺的原因、穿刺时可能出现的情况和并发症。胸腔穿刺时，患者通常保持"伏案"姿势，即面向椅背而坐，双臂放在椅背之上，前额伏于前臂之上（图16-4-2）。对于

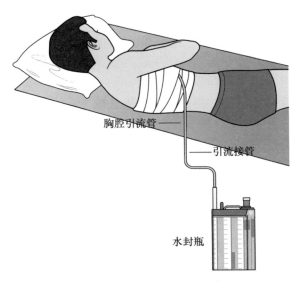

胸腔引流管

引流接管

水封瓶

图 16-4-1　胸腔闭式引流示意图

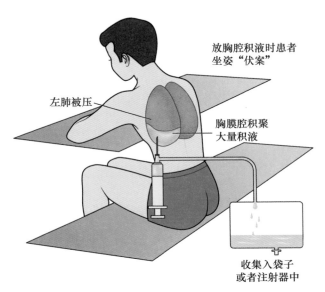

放胸腔积液时患者坐姿"伏案"

左肺被压

胸膜腔积聚大量积液

收集入袋子或者注射器中

图 16-4-2　胸腔穿刺操作示意图

143

心包穿刺，一般采取坐位或半坐位。

穿刺操作须在无菌条件下进行，以保证穿刺的安全性，避免因操作导致的感染。因此，医生在进行穿刺操作时患者家属不可观摩。此外，医生应嘱患者在穿刺时不要咳嗽，咳嗽难忍者，须在术前提前告知医生，提前使用镇咳药物，避免穿刺时咳嗽引起气胸等并发症。

引流的原则是尽量将积液引流完毕，同时应注意控制每日排液的速度和每日排液量。回顾性研究表明，胸腔内置管引流术的症状改善率可达 95.6%，并发症发生率仅为 12.5%。胸腔内置管引流术的缺点主要为易导致积液引流不畅或黏稠积液阻塞引流口，甚至发生引流管脱落，大多是由引流置管的管径细所致。长期留置引流管可能导致体内蛋白质大量丢失和继发感染，故不建议作长期留置。

三、胸腔积液的中医治疗

中医药治疗与西医治疗结合往往可以进一步提高治疗胸腔积液的总体效率，改善患者生存质量，减少不良反应，进而延长生存时间。主要包括中药方剂（葶苈大枣泻肺汤、小柴胡汤合桂枝人参汤等）口服治疗、中药外敷法以及针灸治疗。其中，中药外敷法因无创、操作简便而更适用于无法耐受胸腔穿刺的患者。

第 5 节　穿刺抽液术后的护理

在胸腔穿刺术后，部分患者可能因原本受到较大压力的胸腔突然"解脱"而引发咳嗽，一般情况下可自行好转或可给予氧疗观察。但是，若患者出现刺激性剧烈咳嗽、大汗，甚至呼吸困难等，应考虑是否出现血胸、气胸、胸膜反应、急性肺水肿等并发症，除给予吸氧及紧急处理外，还需动态复查胸部 X 线 / 胸部

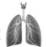

CT 和超声检查，以给予必要的监测。

若患者处于持续引流状态，应注意不能随意拉扯"开关"，包括闭式引流的连接口、引流阀门、穿刺敷贴。穿刺操作后，应注意患者的体位，嘱咐患者尽可能变换体位，有助于积液的排出。同时，应关注引流的顺畅度，因为引流一段时间后积液中的细胞成分可能引起引流管堵塞，需要进行相应操作以恢复引流通畅。此外，应建议患者补充维生素、蛋白质等，以改善患者的一般情况，为后续的治疗提供保障。

（孙晨冰 牛晓敏）

参考文献

［1］崔慧娟，贾立群．实用中西医结合肿瘤内科学．北京：中国中医药出版社，2015．

［2］何权瀛．胸腔积液临床诊断流程．临床肺科杂志，2017，22（8）：1359-1363．

［3］王创畅，吴伟，魏伟超．症状性大量心包积液的病因和诊治及预后研究进展．中国全科医学，2016，19（35）：4403-4407．

［4］Antonangelo L，Sales R K，Corá A P，et al. Pleural fluid tumour markers in malignant pleural effusion with inconclusive cytologic results. Curr Oncol，2015，22（5）：e336-e341．

［5］Hallifax R J，Haris M，Corcoran J P，et al. Role of CT in assessing pleural malignancy prior to thoracoscopy. Thorax，2015，70（2）：192-193．

［6］Van Meter M E，McKee K Y，Kohlwes R J. Efficacy and safety of tunneled pleural catheters in adults with malignant pleural effusions：a systematic review. J Gen Intern Med，2011，26（1）：70-76．

［7］Wang X J，Yang Y，Wang Z，et al. Efficacy and safety of diagnostic thoracoscopy in undiagnosed pleural effusions. Respiration，2015，90（3）：251-255．

［8］卜宪聪，薛广伟，闫培清，等．胸腔置管引流联合胸腔内灌注康莱特治疗晚期肺癌恶性胸腔积液的临床对照研究．中国实用医药，2016，

　　11（20）：159-161.

［9］中国恶性胸腔积液诊断与治疗专家共识组．恶性胸腔积液诊断与治疗专家共识．中华内科杂志，2014，53（3）：252-256.

［10］Feller-Kopman D J，Reddy C B，DeCamp M M，et al. Management of malignant pleural effusions. An official ATS/STS/STR clinical practice guideline. Am J Respir Crit Care Med，2018，198（7）：839-849.

［11］何权瀛．胸腔积液临床诊断流程．临床肺科杂志，2017，22（8）：1359-1363.

［12］朱思遥，陈嘉楠，丁文龙，等．中医药治疗恶性胸腔积液的研究进展．广西中医药，2022，45（4）：76-78.

［13］朱睿．消水贴方治疗肺癌合并胸腔积液的临床疗效观察．上海中医药大学，2019.

第十七章　肺癌的其他治疗方法

第 1 节　肺癌的腔内介入治疗

一、概述

许多患者在诊断出肺癌时已处于中晚期，失去了手术治疗的机会，或由于存在基础疾病、高龄等不能耐受化疗和放疗。20%～40%的患者会发生中心气道阻塞，导致呼吸困难、呼吸衰竭、阻塞性肺炎，甚至危及生命，随着支气管镜技术在临床应用中日益普及，经支气管镜介入治疗逐渐成为肺癌治疗的新手段。

经支气管镜介入治疗可通过可弯曲支气管镜或硬质气管镜 / 支气管镜进行。可弯曲支气管镜可在局部麻醉下操作、耐受性良好，在临床上应用广泛。硬质气管镜 / 支气管镜可以控制通气，具有更好的操作视野及空间，故应根据患者病情选择适合的方式。

二、腔内介入治疗的主要方法

（一）热消融治疗

热消融治疗包括激光消融、氩等离子体凝固术、高频电刀、微波消融、射频消融等。

1. 激光消融（laser ablation）

激光由光导纤维传递到组织后，光能转化为热能，对局部组织发挥不同程度的热效应，如蛋白质凝固、组织汽化、脱水、炭化等。目前使用较多的是掺钕钇铝石榴石激光器（Nd：YAG laser），其组织穿透能力强，能量高度集中，效率高，但气道穿孔的风险大。激光消融治疗适用于气管、支气管原发与转移性恶性肿瘤。

2. 氩等离子体凝固术（argon plasma coagulation，APC）

APC 是应用高频电流将电离的氩气流（等离子体）无接触地热凝固靶组织的方法。在肺癌的治疗中适用于以下情况：①可视范围内气管、支气管局部出血，特别是弥漫性出血；②可视范围内气管、支气管内小病灶；③气管、支气管金属支架置入术后，肿瘤或肉芽向支架内生长。

APC 烧灼后组织表面的导电性降低，电流优先通过电阻较低的组织表层，灼烧深度较浅（1～2 mm），因此不易引起气道穿孔，不会损伤气道支架。

3. 高频电治疗（electrocautery）

利用高频电流的瞬时作用来切割、凝固局限组织块，可应用探头或圈套器通过支气管镜进入肿瘤组织内，通过电流治疗支气管腔内病变。高频电治疗适用于由周围向气道内生长而造成气道阻塞或狭窄的肿瘤。高频电治疗速度快、效率高，但组织损伤大，应警惕气道穿孔和损伤。

（二）冷冻治疗（cryotherapy）

冷冻治疗是将液态制冷原（一氧化碳、二氧化碳或液氮）释放，快速膨胀的气体瞬间吸收周围的热能并转化为气体膨胀的动能，通过导管到达组织局部，利用组织细胞在－20℃以下变性、坏死等机制，使细胞冻损和微血栓形成，直至细胞死亡的一种方法。

冷冻治疗分为冻取和冻融：①冻取：将冷冻探头放在组织表面或伸入组织内，在冷冻状态下将探头及其黏附的组织取出。②冻融：将冷冻探头放在组织表面或伸入组织内，持续冷冻1～3 min，复温后移动探头，反复进行冷冻-复温，使组织原位

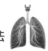

灭活，但不将组织取出。

冷冻治疗操作安全，不会引起电损伤或腔内燃烧等，对气道组织损伤较小，黏膜组织可再生，并发症较少，且可在局部麻醉下经可弯曲支气管镜进行。冷冻治疗适用于气管–支气管阻塞性病变，包括气道内良恶性肿瘤、异物、凝血块、坏死组织等。

（三）气道内支架置入术（tracheobronchial stent）

气管支气管癌、中央型肺癌等引起的腔内狭窄和外压性狭窄首选支架置入。支架置入主要应用于晚期恶性肿瘤导致气道狭窄的患者，可缓解症状，提高生活质量。目前常用的气道内支架有两种：①由金属材料制成的自膨胀式金属支架。②由硅酮或塑料制成的管状支架。

金属支架的优点包括：①强度高、支撑及扩张力强、不易移位；②放置简单，可在局部麻醉下借助可弯曲支气管镜置入；③不减小气道内径；④分泌物易排出。缺点包括易出现肉芽增生、支架取出困难。

硅酮支架的优点为易取出，肉芽增生较少。缺点包括：①需在全身麻醉下，经硬质气管镜/支气管镜置入；②易致痰液潴留；③支架易移位。

（四）腔内近距离放疗

1. 腔内后装放疗

将盛有同位素的施源器或导管源置于病变部位，经 X 线检查确定位置，治疗结束后，放射源可自动回到施源器内。腔内后装放疗适用于以下情况：①中央型肺癌和气管、主支气管不完全阻塞；②肺癌手术后残端病变；③肺癌所致的气道狭窄，或作为热消融治疗或气道内支架置入的配合治疗。

2. 放射性粒子植入

将放射性粒子捆绑在气道内支架上，支架可对狭窄的气道起支撑作用，放射性粒子又可以对肿瘤进行近距离放疗。适用于肺癌、气管支气管癌等导致的气道狭窄。

（五）球囊导管扩张术（bronchial balloon dilatation）

借助导丝将球囊放置于气道狭窄处，通过高压泵枪向球囊内注水使球囊扩张并维持高压状态，使气道产生向外的张力，从而使管腔扩大。球囊扩张术操作简单、安全、见效快，可在局部麻醉下经可弯曲支气管镜进行，不需要购买特殊设备。球囊扩张术对良性狭窄治疗效果较好，若用于恶性气道狭窄，需联合其他治疗方法使用。

（六）光动力学治疗（photodynamic therapy，PDT）

进行 PDT 时，先注射光敏剂，光敏剂会特异性地聚集于肿瘤部位并与肿瘤细胞结合，借助光动力反应产生光毒性物质，从而选择性破坏病变组织。光动力反应是用非热能激光照射组织后激发其原子的能级跃迁，在化学退激过程中释放大量氧自由基，产生的细胞毒性作用有效杀死癌细胞，而对病灶周围的正常组织损伤较小，从而起到治疗效果。PDT 的组织穿透深度为 5 ~ 10 mm，适用于治疗气道内肿瘤，且 PDT 可通过对肿瘤细胞和正常组织的不同反应，寻找治疗靶点，尤其适合气道管壁浸润性肺癌的治疗。

第2节　肺癌的影像学引导微创诊疗技术

一、影像学引导微创诊疗技术

影像学引导微创诊疗技术是一门融合了影像诊断和临床治疗的交叉学科技术，是指在影像学（包括超声、X 线、CT、MRI 等）的引导和监视下，利用各种穿刺针、导管及其他介入器材经皮穿刺进行微创活检诊断或治疗的技术。

穿刺活检是判断肿块性质的重要手段，在 CT、超声、MRI

等影像学检查发现肿块时，如果影像学检查无法判断肿块的良恶性，则需要通过穿刺取出部分肿块组织送病理活检，来明确肿块的性质（图 17-2-1）。

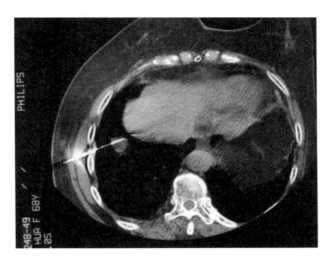

图 17-2-1　肺癌穿刺活检

近年来，影像学引导下的肿瘤微创消融发展迅速。治疗方式是利用影像学设备做引导，然后利用 1 根或多根细穿刺针插入肿瘤内，在肿瘤内进行加热或冷冻从而杀死肿瘤细胞，也可在肿瘤内局部植入放射性粒子持续照射肿瘤细胞，从而引起肿瘤组织坏死、吸收，达到消灭肿瘤或减轻肿瘤负荷的目的。

二、肺癌穿刺活检

穿刺活检明确诊断是指导肺癌后续治疗的关键，病理学检查是诊断肿瘤的金标准。此外，根据临床需要，穿刺活检取出的组织还可以进行以下检查：①免疫组织化学检查：利用免疫学原理探测穿刺细胞中的特异成分，其特异性和敏感性强，可准确诊断转移性肿瘤的起源部位。②肿瘤生物标志物检测：对穿刺标本所含有的基因产物和癌蛋白的直接检测，为肿瘤的鉴别诊断、疗效评估及预后判断提供重要信息。③细胞增殖活性测定：通过DNA图像分析和流式细胞学技术对活检材料进行细胞增殖活性测定，包括DNA指数、倍体分类、细胞周期分析、增殖指数，可用于肿瘤的良恶性鉴别、组织学分级、肿瘤转移能力和复发的判定。④肿瘤激素受体检测：通过对穿刺肿瘤细胞的激素受体检测，有助于指导对激素受体依赖的肿瘤进行内分泌治疗。⑤基因诊断：基因诊断的特异性、敏感性和精确性高，对肺癌的早期诊断、鉴别诊断、分期分型、疗效评估、预测预后具有明显的优势，常用技术包括核酸分子杂交、聚合酶链反应及原位聚合酶链反应等。

此外，在治疗中和治疗后对肺癌组织进行穿刺活检，还可以监测治疗疗效（肿瘤活性和基因状态）。

三、肺癌的消融治疗

（一）肺癌消融治疗的分类

1. 射频和微波治疗

射频和微波以产热灭活肿瘤为主要原理，这两种治疗方法是指在CT等影像学设备的引导下，将绝缘电极针经皮直接插入肿瘤，通过针尖发出电磁射频场或微波场，然后刺激肿瘤周边以及正常组织的极性分子与电荷粒子快速震荡，相互摩擦产生热量，针尖温度可以达到 $60 \sim 100℃$，该温度可以快速、有效地使肿瘤细胞蛋白质变性，杀死局部肿瘤细胞，并产生一定大小的、可调控的球形热凝固灶，致使肿瘤组织灭活。手术治疗在局部麻醉下即可完成，操作时间通常为 $5 \sim 15$ min，创口极小，术后数小时即可下床活动。

2. 氩氦刀（冷冻治疗）

氩氦刀消融术的特点是"冻"，其主要原理是通过CT等影像学设备将中空的消融针插入肿瘤，然后向针中输出高压常温氩

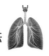

气，并借助氩气在针尖的急速膨胀作用使病灶温度在 1 min 内降至 − 140℃，冷冻约 10 min，再输出氦气，使"冰球"在数分钟内解冻并升温至 20℃～ 45℃，冷热逆转两个循环，约 0.5 h 即可彻底摧毁肿瘤，并可调控抗原，激活机体的抗肿瘤免疫反应。这种治疗方法能有效杀灭肿瘤细胞，对正常组织的影响小。

3. 放射性碘 -125 粒子植入术

碘 -125 粒子是一种微型密封放射源，呈圆柱形，总长度仅为 4.5 mm，直径仅为 0.8 mm，有效放射半径为 1.7 cm。可通过专用的粒子植入设备将放射性粒子植入肿瘤内部，在电离辐射的作用下抑制、破坏并杀灭肿瘤细胞，对周围的正常组织影响较小，具有创伤小、持续治疗时间长、疗效确切等特点，广泛适用于不能手术切除的肺癌患者。

（二）围手术期的注意事项

1. 术前

术前应完成必要的影像学检查和实验室检查，如增强 CT、血常规、凝血功能、生化、血清术前八项、血型鉴定、血栓弹力图等。同时，需要了解患者半个月内的用药情况，如是否使用阿司匹林、氯吡格雷（波立维）及其他含有抗血小板聚集成分的药物、具有活血化瘀功能的中药、贝伐单抗等。如果患者有上述用药史，需要停药至凝血状态恢复正常后再行穿刺活检及治疗。

2. 术中

手术过程中刺激支气管可引起咳嗽，若损伤血管可能出现痰中带血，甚至咳血。可以根据情况在术中适量使用凝血酶或垂体后叶素等止血药物。此外，患者在术中还有可能发生胸膜反应，须严密观察患者的血压和心律等基本情况，若血压、心律变化较大，则可根据情况使用肾上腺素等药物。

3. 术后

手术完成后，患者可返回病房休息，常规卧床 2 ～ 4 h。患者应避免做扩胸等大幅度的肢体牵拉活动，穿刺部位须保持干燥3天，避免接触水而引起感染。同时，为避免术后肺部感染，可根据情况应用抗生素。此外，若术后出现气胸并发症，可行胸腔闭式引流。应重视患者术后的心理变化，积极与患者沟通，使其解除疑虑，坚定治愈疾病的信心。

（邢西迁　杨蛟　薛晓东　张肖）

参考文献

［1］Zuccatosta L，Gasparini S，Herth F J F. What Is Interventional Pulmonology？A Proposal for Standardization. Respiration，2022，101（12）：1075-1077.

［2］Kurman J S，Sachdeva A，Nanchal R. The intersection of interventional pulmonology and critical care. J Thorac Dis，2021，13（8）：5123-5124.

［3］Olive G，Yung R，Marshall H，et al. Alternative methods for local ablation-interventional pulmonology：a narrative review. Transl Lung Cancer Res，2021，10（7）：3432-3445.

［4］Agrawal A.Interventional pulmonology：diagnostic and therapeutic advances in bronchoscopy. Am J Ther，2021，28（2）：e204-e216.

［5］Dutau H，Feller-Kopman D.Interventional pulmonology：between ambition and wisdom. Eur Respir Rev，2020，29（156）：200146.

［6］Nguyen P，Lee P，Kurimoto N. The changing field of interventional pulmonology. Respirology，2020，25（9）：911-913.

第十八章　肺癌晚期呼吸困难

俗话说，3 天不吃饭可以扛，3 小时不喝水可以忍，但是憋气 3 分钟可就悬了，可见畅通的呼吸对我们非常重要。因此，对发生呼吸困难的肺癌患者来说，每一次呼吸都像在"打怪"，那么，遇到顽固的"怪"应该怎么办呢？

第 1 节　正常呼吸过程

正常的呼吸是由呼吸肌的收缩和舒张来引发，随后胸廓出现相应的扩张和缩小，在扩张时胸腔压力减小，气体被吸入肺中；缩小时胸腔压力增大，气体从肺里呼出。

呼吸过程除维持机体供氧外，还有一个重要的作用，即与循环系统相互影响。如果将人体比作一个大水缸，身体内的各个器官就是水缸里的鱼，血液就是水缸里的水，鱼的生存（器官发挥正常功能）需要水缸里的水时刻更新氧气（O_2）。更新氧气的功能必须与水缸里的水泵（即人体的心脏）相互配合，从而排出二氧化碳（CO_2），吸入 O_2，这就是肺的主要生理功能之一——将静脉血（含 CO_2 较多的血液）动脉化（增加血液中的 O_2 含量），同时将有氧代谢后产生的废物经静脉血弥散到肺泡的 CO_2，最终排出体外。因此，呼吸不仅具有为全身各个组织供氧的职能，对循环系统也有特殊意义。

155

第2节　呼吸困难

美国胸科学会（American Thoracic Society，ATS）将呼吸困难定义为患者易觉察的包括呼吸频率和深浅度出现不同程度改变的呼吸不适的症状。具体表现包括呼吸费力、鼻翼扇动、张口耸肩，甚至出现发绀（皮肤黏膜发紫），并伴有呼吸频率、节律和幅度的改变。

呼吸困难的直接后果是血中含氧量不足，伴或不伴二氧化碳分压增高。若呼吸困难未得到及时纠正，则会进一步加剧，引发呼吸衰竭。呼吸衰竭可分为Ⅰ型和Ⅱ型呼吸衰竭，Ⅰ型呼吸衰竭是指血液肿携带的 O_2 过少［即氧分压（PaO_2）低于正常值（< 60 mmHg）］，而不伴有 CO_2 堆积［（即二氧化碳分压（$PaCO_2$）正常或降低）］，即纯粹的低氧性呼吸衰竭。Ⅱ型呼吸衰竭是指血液中携带的 O_2 过少（即 $PaO_2 < 60$ mmHg），同时伴有 CO_2 堆积（即 $PaCO_2 > 50$ mmHg），即低氧合并高碳酸性呼吸衰竭。

第3节　肺癌患者出现呼吸困难的原因

呼吸系统由呼吸道和肺两部分组成，其中鼻腔、咽、喉、气管、支气管是气体进出肺的通道，称为呼吸道；肺是气体交换的场所，是呼吸系统的主要器官。在肺癌的发生发展过程中，影响呼吸道或肿瘤本身的因素都可能导致患者出现呼吸困难。呼吸困难可能与肺癌（疾病本身、癌症进展等）、合并症（如合并感染、肺栓塞或气胸等）有关，也可能与其他非肿瘤性因素有关。

与肺癌相关的呼吸困难病因主要包括：①肿瘤侵犯胸膜、胸壁或膈肌，或压迫气道，从而影响呼吸功能；②肺癌合并肺部感染，引起气道炎症导致呼吸困难；③恶性胸腔积液限制肺通气功

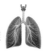

能，出现静息状态下的呼吸困难；④肿瘤引发心包积液使心输出量降低，进而影响呼吸功能；⑤肺癌合并肺栓塞，导致呼吸困难；⑥少数情况下，肺癌合并自发性气胸等可导致呼吸困难。肺癌引起的呼吸困难还与肿瘤进展、全身情况、心理等多方面因素有关。

当患者本身合并其他基础疾病（如心脏病、酸碱失衡、脑血管疾病，甚至癔症）时，也可出现呼吸困难。肺癌患者出现呼吸困难的病因不同，治疗不同，其预后也不同。因此，除考虑由肺癌本身或肿瘤进展所致外，肺癌患者出现呼吸困难不能排除存在其他原因或合并多种病因（肿瘤性因素和非肿瘤性因素）。一旦患者出现上述症状，及时至医院确诊呼吸困难的病因并给予相应治疗尤为重要。

第4节 肺癌患者出现呼吸困难的症状及危害

一、呼吸困难的症状

1. 吸气性呼吸困难：记住一个"3"！

吸气性呼吸困难常由肺癌本身或肿瘤进展所致，多由于肿瘤侵犯引起气管狭窄，也可因炎症、水肿、异物等引发，患者吸气时可出现"三凹征"（图18-4-1），即胸骨上窝、锁骨上窝及肋间隙凹陷。

肺癌伴咯血或咳痰无力的患者出现吸气性呼吸困难极有可能是由咯出的血块或痰液堵住气道所致，需要尽快清除；若为炎症、水肿等导致的喉、气管狭窄，必须立即就医进行治疗，切勿耽搁！

2. 呼气性呼吸困难：记住一个"6"！

呼气性呼吸困难常见于肺癌合并阻塞性肺病，也可见于合并支气管哮喘的肺癌患者。呼气性呼吸困难常可听到较长的呼气过程，并伴有像吹哨子（哨子和"6"的样子很像）一样的哮鸣音，

吸气性呼吸困难：三凹征

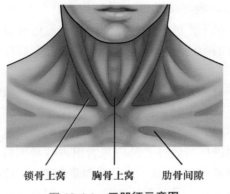

锁骨上窝　　　胸骨上窝　　　肋骨间隙

图 18-4-1　三凹征示意图

建议立即给予吸氧、支气管扩张剂等治疗，同时迅速至医院进一步评估病情；若病情危重，建议及时至急诊就诊。

3. 混合性呼吸困难：记住一个"9"！

混合性呼吸困难可见于肺癌合并重症肺部感染、肺栓塞、大量胸腔积液或气胸，也可见于合并间质性肺病、肺纤维化者。混合性呼吸困难更为严重，有些患者甚至会出现濒死感。出现混合性呼吸困难时，须牢记"9"，要急救！特别是一旦出现气胸，万万不能学习电视剧里的情节，拿一支圆珠笔毫无方向地刺向患者胸部，建议立刻到急诊就诊，行相关影像学检查，评估病情以决定是否需行胸腔闭式引流术排出气体，并进一步给予后续综合治疗。

二、肺癌患者出现呼吸困难的危害

对肺癌患者来说，呼吸困难可导致一系列的危害，主要包括以下几个方面。

1. 心理困扰

我们可以试一试，时不时捏住自己的鼻子屏住呼吸，再大口喘气，如此循环几个回合，是否有一种内心的煎熬？ 2014 年的一

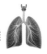

项调查结果表明，在呼吸困难患者中，约有 1/3 会出现以恐惧症为主的心理不适，呼吸困难越严重，恐慌的感觉也越明显；年龄越小的患者出现的恐慌情绪越严重。在慢性阻塞性肺疾病（chronic obstructive pulmonary disease，COPD）患者中，10% ～ 40% 的患者出现了抑郁或焦虑的症状，惊恐的发生率比普通人群高 10 倍以上。此时，可利用医院焦虑抑郁量表（hospital anxiety and depression scale，HADS）（附录 1）自测评估是否符合医学定义的焦虑、抑郁，若问卷评分提示有抑郁、焦虑等，建议尽早去专科就诊以缓解症状。

2. 躯体不适

躯体症状通常与心理症状互相影响。焦虑情绪常会加重原有的呼吸困难症状，使患者的不适感加剧。对于肺癌患者，呼吸困难的出现通常提示肺功能进一步下降。研究结果显示，在 457 例非小细胞肺癌患者中，259 例（56.7%）发生呼吸困难。对这些发生呼吸困难的非小细胞肺癌患者进一步进行改良的医学研究理事会（modified Medical Research Council，mMRC）呼吸困难评分（附录 2；临床常用 mMRC 呼吸困难评分来评定呼吸困难的严重程度，分数越高，呼吸困难的程度越严重），其中在完成 mMRC 呼吸困难评分的 150 例患者中，有 65 例（43.3%）患者 mMRC 呼吸困难评分 ≥ 2 分，且肺功能明显下降。该项研究的多因素分析结果提示年龄增加、体力状态下降、肿瘤分期增加、1 秒用力呼气量（forced expiratory volume in one second，FEV_1）降低和 mMRC 呼吸困难评分增大（≥ 2 分）均是影响患者远期生存的不良预后因素。

第 5 节　肺癌呼吸困难的治疗

肺癌患者出现呼吸困难的治疗方法存在很大差异，需要针对病因进行积极治疗。

1. 原发病导致呼吸困难的治疗-抗肿瘤治疗

由肺癌本身造成的呼吸困难，需积极针对原发病进行抗肿瘤治疗。由肺癌进展所致的呼吸困难者，建议及时更换抗肿瘤治疗方案。

2. 肿瘤性因素导致呼吸困难的治疗

（1）气道阻塞或肿瘤局部压迫所致的呼吸困难：需要行气管镜检查，清理气道，使气道通畅。严重者须行气管镜下治疗，包括腔内消融［如电圈套扎、电凝、电切、氩等离子体凝固术（argon plasma coagulation，APC）］、腔内支架置入等，以缓解呼吸困难症状。

（2）肺癌合并肺部感染导致气道炎症所致的呼吸困难：需给予积极的抗感染治疗，根据药物敏感试验结果选择敏感的抗感染药物，进行规范、足量的抗感染治疗；同时可给予解痉平喘治疗，如多索茶碱、甲泼尼龙等。

（3）大量胸腔积液压迫肺组织所致的呼吸困难：建议行胸腔穿刺引流，排出积液后，压迫感减轻，从而缓解呼吸困难的症状。

（4）肺癌合并肺栓塞导致的呼吸困难：通过肺动脉CT、动脉血气分析、凝血功能、D-二聚体、血常规等检查明确诊断肺栓塞后，应根据肺栓塞的严重程度，给予抗凝治疗（口服或皮下注射抗凝药物）或溶栓治疗。如行抗凝治疗，须在医生指导下进行剂量调整，并定期复查肺动脉CT、凝血功能、D-二聚体等，以评估病情；如行溶栓治疗，应紧急联系介入科医生会诊协助诊疗。

（5）肺癌合并气胸导致的呼吸困难：对于无症状或症状轻微者，积极给予氧疗；若出现进行性加重的呼吸困难，应积极治疗。肺压缩明显者建议胸腔置管引流，根据肺压缩程度和对胸腔内压力的影响，视情况可选择细引流管（包括猪尾巴型引流导管、深静脉置管或外科胸腔闭式引流术）。继发性气胸以治疗原发病为主，经内科引流治疗后仍持续漏气（持续＞3天）或痊愈后复发的患者通常提示存在隐匿性肺部病变，应进行肿瘤内外科、放射科等多学科会诊，必要时手术干预。无法手术者可注入粘连剂或放置单向活瓣等。若患者确需手术治疗，选择术式（微创或开放式手术）时应充分考虑患者年龄、肺部基础病变、体力状态等情况，视术中病灶的程度可同时进行胸膜固定等手术。

（6）肺癌合并上腔静脉综合征所致的呼吸困难：患者可采取半坐位或坐位，吸氧，限制液体入量，避免液体经上肢静脉输入，必要时可应用利尿剂或脱水剂以减轻局部炎症和水肿；上腔静脉血栓形成或高凝状态者，予抗凝药物治疗；对于癌性上腔静脉综合征，手术已成为减症治疗及病因治疗的有效措施之一，术式包括完全切除后置换、部分切除成形、姑息性分流等。应针对原发病积极治疗，血管内支架置入亦可作为减症治疗之一。

（7）肺癌合并心力衰竭所致的呼吸困难：主要以抗心力衰竭治疗为主，早期急诊抢救以迅速稳定血流动力学状态、纠正低氧血症、改善症状、维护重要器官灌注和功能为主。后续应进一步明确和纠正心力衰竭的病因和诱因，控制症状，预防血栓栓塞。

（8）肺癌晚期出现重度贫血所致的血源性呼吸困难：及时纠正贫血（缺铁性贫血、再生障碍性贫血、失血性贫血、溶血性贫血、继发性贫血等），必要时行输血治疗；密切监测相关血常规和血生化指标。

（9）突发呼吸衰竭：当突发严重的呼吸衰竭且经药物治疗仍无法改善时，首先仍应积极查明病因给予相应治疗；其次做好相应准备，与患者家属讨论气管插管或气管切开的可能性与必要性。

（10）对症处理：可采用姑息治疗（阿片类药物、吸氧、精神类药物等）以减轻患者的呼吸困难症状，改善生活质量。

3. 非肿瘤性因素导致呼吸困难的治疗

患者合并的其他基础疾病也可引发呼吸困难，如心脏病、酸碱失衡、脑血管疾病，甚至癔症等，此时以治疗相关基础疾病为主。心脏病予以改善心功能等治疗，酸碱失衡则及时纠正酸碱平衡；脑血管疾病应针对原发病治疗，癔症可给予心理疏导，吸氧，重复呼吸法等。

4. 非药物治疗

在 2020 年欧洲肿瘤内科学会（European Society for Medical Oncology，ESMO）发布的肿瘤患者呼吸困难实践指南中，除上述药物治疗外，对一些非药物治疗的应用也做出了更新。

（1）肺功能康复器材：使用手持肺功能康复器材增加流向面部的气流是一种简单的干预措施，患者可以使用它来自我控制呼吸。

（2）呼吸训练：呼吸困难可影响患者原本的呼吸模式，呼吸训练可改善患者对呼吸的控制来应对这些变化。常见的方法包括缩唇呼吸，通过产生压力来支撑气道，改善呼气流量；横膈膜呼吸（即腹式呼吸），可使呼吸频率正常化。

（3）行动辅助器 / 助行器：行动辅助器材可通过增加通气能力和（或）降低代谢成本，帮助患者改善呼吸和运动能力。

（4）康复训练：多项研究表明，康复训练在改善呼吸、功能性运动能力和提高癌症患者生活质量方面均有一定效果。康复训练的项目通常结合有氧训练和阻力训练，内容包括耐力训练、间歇训练、阻力 / 力量训练、上肢训练、柔韧性训练、神经肌肉电刺激及呼吸肌训练等。

（5）针灸及其他治疗：针灸可在一定程度上缓解呼吸困难。其他治疗包括芳香疗法、推拿、催眠疗法、冥想、音乐疗法，也可能提供短期的缓解。

第 6 节　肺癌呼吸困难的家庭宣教

在肺癌呼吸困难的治疗中，患者的宣教和家庭调护非常重要。采用恰当的体位，可以在一定程度上帮助患者缓解呼吸困难，"前倾"姿势可改善膈肌功能和通气能力。推荐学习以下 3

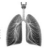

种体位：①放松的坐姿（双手或手肘放在大腿上）；②放松的站立（用墙作为支撑）；③高侧躺（支撑头部和胸部）。应注意，虽然恰当的康复训练对呼吸困难有益，但一切皆以"适度"为宜，避免极端休息或活动。

家庭调护建议如下：

（1）家中备用一个指脉氧仪，正常静息情况下，氧饱和度应在95%以上。出现呼吸急促时，可及时发现机体是否存在缺氧状况。

（2）肺癌伴咯血的患者必须时刻注意保持患侧（即生病的那一侧肺）卧位，这样可以保护健侧肺。

（3）备用一个氧气袋或家用制氧机，若指脉氧饱和度＜95%，可先进行低流量吸氧，同时至医院就诊。

（4）保存患者既往所有胸部影像学资料，就诊时提供给医生以更好地对病情进行评估。

（牛晓敏　孙晨冰）

附录 1　医院焦虑抑郁量表（HADS）

阅读以下各个项目，在其中最符合您过去 1 个月的情绪评分上画一个圈。对这些问题的回答不要做过多的考虑，立即做出的回答通常更符合实际情况。

1）我感到紧张（或痛苦）（A）：

根本没有——0 分

有时候——1 分

大多时候——2 分

几乎所有时候——3 分

2）我对以往感兴趣的事情还是有兴趣（D）：

肯定一样——0 分

不像以前那样多——1 分

只有一点——2分

基本上没有了——3分

3）我感到有点害怕好像预感到什么可怕的事情要发生（A）：

根本没有——0分

有一点，但并不使我苦恼——1分

是有，不太严重——2分

非常肯定和十分严重——3分

4）我能够哈哈大笑，并看到事物好的一面（D）：

我经常这样——0分

现在已经不太这样了——1分

现在肯定是不太多了——2分

根本没有——3分

5）我的心中充满烦恼（A）：

偶然如此——0分

时时，但并不轻松——1分

时常如此——2分

大多数时间——3分

6）我感到愉快（D）：

大多数时间——0分

有时——1分

并不经常——2分

根本没有——3分

7）我能够安闲而轻松地坐着（A）：

肯定——0分

经常——1分

并不经常——2分

根本没有——3分

8）我对自己的仪容失去兴趣（D）：

我仍然像以往一样关心——0分

我可能不是非常关心——1分

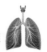

并不像我应该做的那样关心我——2 分

肯定——3 分

9）我有点坐立不安，好像感到非要活动不可（A）：

根本没有——0 分

并不很少——1 分

是不少——2 分

却是非常多——3 分

10）我对一切都是乐观地向前看（D）：

差不多是这样做——0 分

并不完全是这样做的——1 分

很少这样做——2 分

几乎从不这样做——3 分

11）我突然发现有恐慌感（A）：

根本没有——0 分

并非经常——1 分

非常肯定，十分严重——2 分

确实很经常——3 分

12）我好像感到情绪在渐渐低落（D）：

根本没有——0 分

有时——1 分

很经常——2 分

几乎所有时间——3 分

13）我感到有点害怕，好像某个内脏器官变化了（A）：

根本没有——0 分

有时——1 分

很经常——2 分

非常经常——3 分

14）我能欣赏一本好书或意向好的广播或电视节目（D）：

常常如此——0 分

有时——1 分

并非经常——2 分

很少——3 分

评分标准：本表包括焦虑和抑郁 2 个亚量表，分别针对焦虑（A）和抑郁（D）问题各 7 题。

焦虑和抑郁亚量表的分值区分为：0 ～ 7 分属无症状；8 ～ 10 分属可疑存在；11 ～ 21 分属肯定存在。在评分时，以 8 分为起点，即包括可疑及有症状者均为阳性。

附录 2 改良的医学研究理事会（mMRC）呼吸困难评分

分数	症状
0	只有在剧烈运动时候才会感到呼吸困难
1	在着急的时候或走缓坡的时候会感到呼吸困难
2	因为按自己的步伐走路时气短或必须停下来休息所以走路比同龄人慢
3	步行 100 码（91.44 m）或几分钟后就要停下来休息
4	呼吸困难不能离家或穿衣脱衣时呼吸困难

参考文献

［1］葛均波，徐永健. 内科学. 北京：人民卫生出版社，2018.

［2］韩树航. 86 例急诊内科呼吸困难患者的临床诊治分析. 世界最新医学信息文摘，2017，17（25）：80-81.

［3］刘超，丁鹏绪，周朋利，等. 上腔静脉综合征的诊疗进展. 中华介入放射学电子杂志，2022，10（1）：70-74.

［4］刘卓刚. 血源性呼吸困难的诊断与处理. 辽宁医学杂志，2002，16（2）：61-62.

［5］苗青，韩艳波，张金凤.《ATS/ERS 共识：肺康复要点与进展》中肺康复运动处方解读. 实用心脑肺血管病杂志，2017，25（1）：1-3.

［6］乔贵宾，陈刚. 自发性气胸的处理：广东胸外科行业共识（2016 年版）. 中国胸心血管外科临床杂志，2017，24（1）：6-15.

［7］斯古列，弗瑞. 肺部恶性肿瘤. 北京：中国中医药出版社，2008.

［8］曾雪峰，陈锋，刘楠，等. 稳定期慢性阻塞性肺疾病患者抑郁、焦虑
情绪调查. 现代预防医学，2011，38（16）：3242-3243，3245.

［9］Arrigo M，Jessup M，Mullens W，et al. Acute heart failure. Nat Rev Dis
Primers，2020，6（1）：16.

［10］Ban W H，Lee J M，Ha J H，et al. Dyspnea as a prognostic factor in
patients with non-small cell lung cancer. Yonsei Med J，2016，57（5）：
1063-1069.

［11］Gallagher LM，Lagman R，Rybicki L. Outcomes of music therapy
interventions on symptom management in palliative medicine patients. Am
J Hosp Palliat Care，2018，35（2）：250-257.

［12］Hui D，Maddocks M，Johnson M J，et al. Management of breathlessness
in patients with cancer：ESMO Clinical Practice Guidelines. ESMO
Open，2020，5（6）：e001038.

［13］Lai W S，Chao C S，Yang W P，et al. Efficacy of guided imagery with
theta music for advanced cancer patients with dyspnea：a pilot study. Biol
Res Nurs，2010，12（2）：188-197.

［14］Shin J A，Kosiba J D，Traeger L，et al. Dyspnea and panic among
patients with newly diagnosed non-small cell lung cancer. J Pain Symptom
Manage，2014，48（3）：465-470.

第十九章 肺癌患者的饮食

在癌症的治疗过程中,营养物质和饮食调理扮演着重要的角色。营养治疗已经从以往的辅助、支持,逐渐成为肿瘤治疗的重要内容。对于癌症患者,原则上要求营养丰富、均衡,摄入充足的蛋白质、脂肪和碳水化合物,保证必须的无机盐、维生素等。无论是在治疗期或康复期,正确的饮食选择可以帮助患者提高抵抗力,减轻胃肠道的负担,加快康复。

第1节 术后饮食的注意事项

患者接受麻醉及手术后,需要逐渐恢复饮食。麻醉苏醒后,通常会经历禁食、禁水的阶段,医生根据手术情况及引流等情况嘱患者恢复饮水,然后恢复流食、半流食,再逐步过渡到正常饮食。

若手术创伤会引起消化系统的功能障碍或禁食时间较长,营养供应主要依靠静脉营养(也就是输液)。恢复进食后,需要注意尽量避免产气多的食物,如大豆、扁豆、土豆、红薯、芋头、南瓜、板栗、牛奶、碳酸饮料等。

在流食阶段,米粥是比较好的选择,没有乳糖不耐受病史的患者可以喝牛奶。酸奶是更好的选择,因其除了避免乳糖不耐受、产气和腹泻外,还可以调节肠道菌群。研究显示,健康的肠道菌群可以帮助患者恢复免疫力,并通过基因调节,帮助机体对抗肿瘤,减少肿瘤转移和复发。

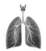

第2节　化疗期间饮食的注意事项

在化疗期间，患者体内会累积化学有害物质，长期累积对患者的伤害很大。患者可以食用富含蛋白质且有助于化学毒物排出的食物，如玉米、黄瓜等。同时，在化疗期间，人体的消化系统会受到一定程度的损害，鼓励患者少量多餐，饮食宜清淡，进食易消化、含纤维素少的流质、半流质食物。对于食欲减退、消化不良、腹泻的患者，可辅以健脾养胃的食品，如薏米仁、白扁豆、大枣等。

化疗药物会造成白细胞减少，在饮食上应多吃富含蛋白质、铁、维生素的食物，如动物肝脏、瘦肉、桂圆、阿胶、新鲜水果和蔬菜等。在多次化疗后，患者普遍存在食欲减退的情况，单纯通过静脉补充不能保证患者的能量供应，不利于病情恢复，可给予患者口服多酶片，帮助消化，增强食欲。

若患者在化疗期间出现咳嗽、咯血等症状，饮食上应多食用具有养阴润肺功效的食物，如杏仁、海蜇、百合、荸荠等。此外，藕节、莲子、柿子、梨、山药、百合、银耳等均具有止咳、收敛止血的作用。

若患者在化疗期间出现腹泻，应避免食用可能加重腹泻的高纤维食品，如坚果、瓜子、全谷物、豆类（大豆和豌豆）、干果、生水果和蔬菜。避免食用高脂肪食品，如油炸食品，多选择苹果泥、胡萝卜泥等富含果胶的食物。

若患者在化疗期间出现恶性、呕吐，应进食容易消化的清淡食物，不吃油腻、有强烈气味的饮食。保持室内通风，安排好服药和进食的时间，进食后不要立刻平卧。姜、薄荷有助于抑制呕吐，也可在食物中添加姜汁或饮用陈皮茶、白萝卜汤、麦芽汤等。呕吐严重时，患者在 2 h 内应避免进食。为防止脱水，患者可饮用清流质，如肉汤、水、果汁等。

若患者在化疗期间出现便秘，可进食富含纤维素的食物，如蔬菜、水果、全谷类、麸皮、红豆、绿豆、香蕉、含渣的果菜汁等。同时增加水分摄入，如饮用蜂蜜水、绿茶等。此外，适度运动以及对腹部进行按摩均可减轻便秘。

第3节 放疗期间饮食的注意事项

肺癌放疗后，患者可出现局部皮肤反应，类似日光灼伤，也会因血液被照射而出现白细胞降低、免疫力降低，这些因素会导致皮肤、黏膜易出现溃疡，感染。因此，放疗期间不宜食用刺激性比较强的食物（如辣椒），饮食应清淡，少量多餐更利于平稳恢复。

肺癌患者放疗期间，肺阴大伤，宜以滋阴养血为主，选用新鲜蔬菜和水果，如菠菜、荸荠、核桃仁、枇杷、枸杞等。

第4节 康复期间饮食的注意事项

肺癌患者通过手术切除、放疗或中西医抗癌药物治疗，病情达到完全缓解或部分缓解后，饮食应在促进康复方面加以注意，主要包括：①少吃刺激性食物及生痰伤肺的食物，如辣椒、葱、蒜、肥肉等；②多吃富含维生素 A 及维生素 C 的食物及清肺润肺食物，如胡萝卜、葡萄、百合、慈菇、炒杏仁、白果、核桃仁、芦笋、罗汉果、枇杷、梨等；③可适当服用益气补肺、清热抗癌的中药。

（王明松）

参考文献

［1］中华医学会肠外肠内营养学分会 . 肿瘤患者营养支持指南 . 中华外科杂志，2017，55（11）：801-829.

［2］方玉 . 肿瘤患者家庭营养指导手册 . 北京：北京大学医学出版社，2019.

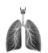

第二十章　肺癌患者的知情告知

　　患者的痛苦只有自己知道，他们会选择适合自己的治疗方式，而不是家属替他们选择！新浪微博网友"肺癌怕不怕"说过："有些患者被家属隐瞒病情一直到都快死了，还不知道自己得的什么病，像个傻子一样死的不明不白！真的好可怜，除非他自己不想知道自己得的什么病，否则还是告诉他的好！他的痛苦只有自己知道，会选择适合自己的治疗方式，而不是家属替他选择！"

　　新浪微博网友"夜色温柔肺 Ca"说过："面对癌症，不只是患者一个人的难关，如何做好癌症患者家属，更是一个家庭的大事。大多数情况下，家属应该把病情真相告诉患者，因为纸终究是包不住火的，善意的隐瞒有可能会耽误他接受及时、正规的治疗。肺部患者的知情告知关键在于用什么方法讲，选什么时机讲。"

第 1 节　患者没有那么脆弱

　　临床工作中每天都会碰到新的癌症患者，最棘手的不是如何治疗，而是要不要告诉患者得了什么病。因为这个环节对即将开始的治疗很重要，直接关系到患者能否得到正确的治疗。到底要不要告诉患者这个坏消息及怎样去传递这个消息是家属、医师、护士都要面对的一个特殊的难题。

171

多数家属强调要对患者"保密"，因为其通常会陷入两个误区，一是认为癌症患者肯定无法治愈，二是认为患者肯定无法承受患癌的事实。

在现实生活中，确实有个别患者在得知自己患了癌症以后，表现出惊恐、忧虑，对人生悲观绝望，对治疗前景不抱任何希望，甚至因此走向不归路。但是，这只是极少数情况，并且可能是由对癌症不了解或告知方式不恰当导致，其实大多数患者知晓病情后是能够正确面对的。求生是人的本能，在得知自己患癌后，大多数患者并不像我们想象的那么脆弱。经过最初一段时间的绝望以后，患者会逐渐冷静，能够接受并面对现实，并且强烈的求生欲望会激发其无穷的生命潜能，使他们迫切地想要了解自己的病情、积极投入治疗中并坚定战胜病魔的决心。

癌症的治疗不是"一锤子买卖"，需要患者的充分理解和主动配合，需要多学科、多方法、多疗程治疗，且具有一定的毒副作用，需要花费较多的时间和金钱，同时需要患者发挥主观能动性，用坚强的意志承担风险、克服痛苦，才有可能达到最好的疗效。没有患者本人的积极参与，顺利完成治疗和康复是不太现实的。

从法律的角度来说，患者有权利知道自己的病情，医生或家属不顾实际情况一概不予告知，实际上是侵害了患者的知情权，客观上属于违法行为。此外，对患者隐瞒病情时只能以较轻或容易治疗的疾病"糊弄"患者，此时如果病情没有改善或加重，患者会认为医生连"容易治疗"的"轻病"也治不好，甚至用毒副作用大的方法进行治疗，老病未好又添新病，从而怀疑医生的医术甚至医德。一个不被患者信任的医生还怎么去治病呢？因此，告诉患者病情有利于建立良好的医患关系，防止其对医生产生不信任感，避免不必要的纠纷，从而能更顺利地开展诊疗工作，使患者获得更好的救治。

第 2 节　让患者了解病情的最好办法

在尝试让患者了解自身病情时，首先要诱导患者的意识慢慢向癌症"靠拢"，在最初的怀疑之后，大多数患者已经做好了一定的心理准备并具备了一定的承受能力。当意识到自己患癌症时，进一步了解病情只是为了最终证实自己的判断。此时，若能有策略地告知，并详细介绍治疗的技术和方法，以及一些疗效好的真实病例，解除患者的思想顾虑，鼓励其奋起拼搏，通常可获得良好的效果。

研究证明，知晓自身病情的患者的抗癌疗效优于对自身病情毫不知情的患者。因此，我们主张根据不同病情、不同患者的实际情况，尽可能不对患者"保密"，这是为了最大限度地维护患者的根本权益。

一个处在逆境中的人首先需要的是理解和共同分担，坦诚面对会更容易使患者的精神重新振作起来。

（王昆）

第二十一章　网络在线问诊

　　互联网正慢慢渗透人们的生活，人们能够利用互联网进行在线购物、在线聊天，甚至是传统的医疗行业也通过互联网发展出在线预约、在线问诊的新服务模式。那么，在线问诊靠谱吗？

　　在线问诊是指医生在互联网上通过患者提供的资料来解答患者提出的问题。在线问诊模式具有以下优势：①模式上：在线问诊为患者提供了更便捷、廉价、实时的专业远程医疗服务，同时打破了医生定点执业的限制，为医生创造了更多实施医疗行为的机会。②效应上：在线问诊平台能够汇集大量医疗资源，实现资源跨时间、跨空间的高效匹配，能在一定程度上解决"看病难""看病烦""看病花费时间长"等当前医疗体制中存在的问题。

　　但是，在这个大数据时代，网络信息和资源鱼龙混杂，一些患者会顾虑问诊平台上医生是否真实，诊疗水平是否可靠，或者在线上沟通很久医生也不能给出具体的治疗方案，最终还是要去医院就诊等。如何让网上在线问诊高效靠谱呢？

　　1. 要做好充足准备

　　患者及家属应将想要咨询的问题提前认真梳理一遍，列出重点，分出主次，并将既往就诊的病例、检查结果等拍照备用，通过使用文字、图片、语音、视频等文件，可大大提高在线咨询的质量。

　　2. 选择规范的网上问诊平台

　　好大夫、春雨医生、丁香医生等平台接诊的医生均已进行过

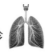

实名认证，且平台会要求注册的医生必须具有执业资格证，且会实地、实时考察医生是否在合法的医疗机构任职。同时，这些平台会对医生进行日常随机抽查，包括问诊质量、执业机构变更、用户差评的原因。此外，用户评价和反馈机制也可以进一步确保服务专业性。

3. 选择靠谱的医生

就诊前应在网上查询医生的相关资料，有几个小窍门推荐给大家：

（1）医生所在医院的官方网站和医生的个人微博、微信公众号上刊出的科普文章都可以间接反映医生的水平。通常情况下，专业医生写的文章更加科学严谨，而使用很多装饰性语言编撰的文章可信度通常不高，医生水平存疑。

（2）查看医生简介并加以分析。一般来说，教授或主任医师的从医时间长，处理过的疑难危重患者比较多，经验丰富，有教授或主任医师头衔通常意味着医生的诊疗水平比较高，这些医生提出的建议可信度更高，但这也不是绝对的。

（3）查看医生学术头衔的含金量。很多医生会在网站上给自己挂很多学术头衔，但不同级别的协会或学会以及头衔等级的含金量也不同。相对而言，中华医学会和中国医师协会是医疗界普遍认可的权威组织。

网上在线问诊也存在其自身的问题，例如，大部分医生担负着繁重的门诊、查房、手术及教学与科研任务，只能利用业余时间或工作间歇的零碎时间回复，不能做到实时回复。因此，危急重症的患者仍应立即去医院就诊，以免耽误病情。

（王昆）

第二十二章 人工智能在肺癌诊断中的发展及作用

人工智能（artificial intelligence，AI）可为医生提供助力，但它并不能替代医生，因为最终结果依然是以人为导向，须由医生做出最终诊断。但毫无疑问，AI可以帮助医生提高效率，降低工作强度，降低漏诊率。在目前的阶段，AI在医疗领域的应用还比较浅显，但未来会有更大的发展空间。

第1节 人工智能在医学影像中的作用与意义

一、AI概述

AI的概念于1950年被提出。从人类认知的角度看，AI经历了3个阶段，从运算智能到感知智能，再到认知智能。运算智能很早就超过了人类，感知智能也可以看到很多我们看不到的东西，认知智能多指AI依据数据做出思考和推理。

随着计算机软硬件技术的发展，特别是近5年图像识别、深度学习、神经网络等关键技术的突破，AI在以数据密集、知识密集、脑力劳动密集为特征的医疗产业找到了新的结合点。此外，随着社会进步和人们健康意识的觉醒，以及人口老龄化问题的不断加剧，人们对于提升医疗技术、延长寿命、增强健康的需求也更加迫切，极大地刺激了以AI技术推动医疗产业变革升级的兴起。

如今，AI 已经涉及医疗行业的各个环节，医疗机器人、药物研发、智能诊疗、医疗影像诊断、健康管理以及基因测序六大领域快速发展，并且以闭环链条的方式循环，加速推动了整个医疗行业的发展与升级。

二、AI 与医学影像的结合

（一）AI 与医学影像结合的历史

AI 与医学影像的结合可以追溯到 20 世纪 60 年代。AI 在医学影像中的应用始于 X 线。1960 年，L.B. Lusted 提出识别与分析胸部 X 线片的正常及异常表现可以实现自动化。随后，自 20 世纪 60 年代到 20 世纪 90 年代，医学图像分析主要采用低层次像素处理（边缘和线检测滤波器、区域生长等）和数学建模（拟合线、圆和椭圆）的相互结合。这些早期的图像处理系统多基于单纯的像素规则，通常很脆弱。

20 世纪 90 年代末，通过训练数据构建模型的监督式学习在医疗影像分析领域备受青睐，包括主动形状模型、图谱算法，也有一些算法可将提取的精确图像特征值进行统计分类。目前这种模式识别或机器学习方法仍然非常流行，并形成了许多成功的商业可用的医学图像分析系统，如很多传统的计算机辅助诊断（computer aided diagnosis，CAD）系统。在这些系统中，输入实例影像学数据，提取特征向量，计算机算法能确定高维特征空间的最优决策边界，得出对疾病性质的判断，进而获得病灶的区域、病理分析、恶性程度及治疗预期等结果。这类系统设计的一个关键步骤是从图像中提取识别目标特征，这个特征值提取过程是由研究人员手动设计加以完成的。

（二）中国的 AI 医学影像的现状

目前，我国医学影像数据的年增加率约为 30%，而放射科医生数量的年增加率仅有 4.1%，放射科医生数量的增加速度远不及影像数据的增加，这意味着放射科医生处理影像数据的压力会越来越大。在繁重的工作负担下，仅通过医生经验进行人工分析的误诊和漏诊率较高。

以我国一家普通三甲医院为例，每天须生成平均 80～100 份 CT 报告，60～80 份磁共振或 120～150 个超声部位。即使每份报告仅用 7～8 min，按照影像科医生的人员编制，也需要 10 h 才能全部看完。因此，国内的医疗机构迫切地需要借助其他的工具、手段或方法来分担医生的工作量。

在 AlphaGo Zero、Alpha Zero 一路进化的同时，AI 在医疗领域的应用也开始逐渐落地。其中，医学影像由于具备数据客观、易于标准化的特征，被认为是 AI 在医疗领域最早突破的方向。

（三）AI 影像诊断

在医疗数据中，超过 80% 的数据来自 CT、X 线、磁共振、超声等医学影像学检查，AI 可以借助这些海量数据生成算法模型，保证模型最大的包容性。目前，AI 在医学影像领域的应用主要为辅助诊断。

1. AI 影像诊断的分类

（1）结构类影像：简单来说就是"所见即所得"的影像，如 X 线、CT，能够非常直观地观察生理结构，判断是否有异常病变。这种影像类型结合 AI 就是所谓的"机器阅片"。但是，这种方法不能诊断没有发生明显物理变化的疾病。

（2）功能类影像：相当于结构类影像的"补集"。这类影像能够通过脏器细胞对某种物质的代谢能力反映出脏器功能。机器检查放射性示踪剂在人体代谢的状况，记录反应能量代谢的数据矩阵，通过二维影像结果呈现。由于该类影像不能反映真实的生理结构，只能通过影像像素的明暗程度来表示代谢的强弱程度、是否异常，因此诊断结果完全依靠医生的肉眼和经验来判断，误诊漏诊率较高。AI 的作用是帮助医生做出更精确的判断，也就是对影像信息进行后处理，将其转换为定量数据，并做出分析诊断。具体流程包括：①第一步：定量化。将肉眼观察到的影像转化成数学数据，通过数字的方式诊断病灶。②第二步：引入大数据。建立疾病数据库，将定量化的数据引入可参照的系统中，并进行下一步的比对分析。

2. AI 影像诊断的应用场景

从功能来看，AI 在医疗影像领域的应用场景可分为两类：

（1）机器看片：强调替代或辅助医生观察影像数据的作用，以帮助医生提升影像诊断效率为主要目的，解决医生人力资源不足的问题。

（2）机器读片：强调对医学影像数据的内容解读，帮助医生进一步提高影像诊断精准度，加强医生的诊断水平。

三、AI 影像诊断的优势

AI 影像诊断具有以下优势：

（1）AI 影像诊断继承了计算机科学可扩展性强、准确性稳定的特点，在重复的迭代过程中，能够不断提高初诊效率、防止漏诊误诊，接近甚至超过真实医生的水平，且受外界因素干扰少。

（2）具有识别、定位、分割、诊断、评价并生成报告的全自动化流程，不仅提高了诊断效率，更重要的是将影像科医生从重复性、机械化的工作中解放出来，更多地投入到审核、人工干预、监督式学习、精化标注等当前机器无法替代的工作环节中。

（3）基于精准标注的影像数据和专家经验得到的模型系统可以在各地区、各医院快速推广，解决医疗资源分布不均衡的问题，缓解老百姓"看病难"的民生问题。

第 2 节　人工智能筛查肺结节

一、传统方法筛查肺结节的局限性

1. 低剂量 CT 筛查的缺陷

CT 是分辨率非常高的三维成像方法，其数据量非常大。几乎每位患者都有数百张影像图片，导致医生需要花费大量时间阅片来做出诊断。据统计，医生平均需要 10 ～ 15 min 来进行有效的诊断和报告，并且长时间读片会出现视觉疲劳，容易造成漏诊。

2. 传统 CAD 技术的不足

传统 CAD 技术主要通过医学影像分析，由经验丰富的医生设计比较适合进行不同类型疾病检测的特征值，如纹理分析、边缘检测以及物体检测的各种不同的特征函数等。

但是，对这些特征的训练必须通过医生来实现，而医生需要学习大量的病例，然后从数据中总结经验。在实际操作中，很难具备大量人力来完成上述过程，导致传统 CAD 技术的疾病诊断率一直没有太大的突破；同时在面对不同疾病时，又需要设计完全不同的特征向量，这也是传统 CAD 技术无法快速应用到医学领域中的原因。

二、AI 筛查肺结节的现状

肺癌的早期诊断和早期治疗能使患者的 5 年生存率提高到 80% 以上 . 早期肺癌大多表现为肺内小结节，因此对肺内结节的诊断和鉴别也就成为肺癌防治最为重要的任务之一。作为新一代技术，近年来 AI 在肺癌及肺结节早期诊断中的作用越来越受到医院及医生的关注。

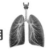

（一）AI 肺结节筛查的现象级事件

1. 阅片诊断，人机大战

2018 年 4 月 4 日，中国医师协会胸外科医师分会在成都举行了一场"人工智能辅助肺小结节诊断"的体验专场活动，成功上演了一出人工智能阅片的"好戏"。不同于以往单纯的"人机大赛"，这次体验活动是通过人工阅片与 AI 辅助阅片在效率、时间及准确率的对比结果，探讨未来 AI 在肺小结节诊断的应用情景。活动共设立两轮比赛，两轮体验任务一致，每轮有 16 位医生参与。两轮过后，最终的结果并未出人意料。无论是 1 ～ 3 cm 的肺结节还是 0.3 ～ 1 cm 的亚厘米结节，人机协作组对病例良恶性诊断的准确率和诊断速度均高于单纯医生诊断。

在诊断速度上，AI 辅助诊断系统对病例做出判断的时间仅需 4.7 s。在准确率上，人机协作组对于 1 ～ 3 cm 肺结节的诊断准确率较单纯医生诊断提高了 5.42%，时间缩短 6.67%；而对于临床诊断难度更高的 0.3 ～ 1 cm 亚厘米结节，人机协作组的诊断准确率较单纯医生诊断提高了 15.75%，时间缩短 25.01%。

2. 华西医院启动肺癌科研病种库暨肺部疾病 AI 综合诊疗产品项目

2018 年 1 月，四川大学华西医院启动了肺癌科研病种库暨肺部疾病 AI 综合诊疗产品项目，目前已经完成数据库的顶层设计，实现了肺癌患者的医院信息系统（hospital information system，HIS）、实验室数据处理系统（laboratory information system，LIS）、医学影像存档与通讯系统（picture archiving and communication system，PACS）、放射信息系统（radiology information system，RIS）等系统信息的集成，与数据库全面对接，首批实现 1003 例肺癌患者共 2406 个就诊信息、3272 个影像学习智能入库，文本信息人工智能提取准确率达 90% 以上，AI 识别结节的准确率达 96%。

（二）肺结节元年

AI、大数据与医疗的结合已在肺结节诊断、皮肤病诊断、眼底视网膜疾病诊断及乳腺癌诊断等方面产生了一定的成效。肺结节可通过医学影像检查观察。已有多家公司开发出 AI 诊断产品用于 AI 辅助筛查肺结节，使得肺结节的诊断准确率普遍在 90%以上，且随着数据量的增多，准确率会越来越高。目前，AI 辅助诊断肺结节几乎是国内提供 AI ＋影像公司的标配，2017 年甚至被业内称为 AI 影像"肺结节元年"。

三、AI 如何进行肺结节筛查

1. 深度学习

当前，深度学习（deep learning）是 AI 筛查肺结节的首选。随着 NVIDIA GPU 的出现，不同深度学习网络的运算速度（尤其是训练的速度）已经显著提高，支持大规模的图像数据算法并可进行计算。在此背景下，基于深度学习，通过多层神经网络和神经元来模拟人类大脑的视觉系统及识别系统中的实现方式，可以像人类大脑一样思考、学习。由于快速有效的运算以及非常高的精度，深度学习使 AI 在很多实际识别问题中已经接近甚至达到了人类视觉经验的水平。

深度学习技术最大的优势是提供了一套可以从大量数据中自动学习最有效特征值的算法。例如，既往人们是通过看大量的图像来人为地选取特征，而现在变成可利用梯度的反向传播原理来自动提取特征向量。

深度学习的另一个优势是可通过学习大量的训练数据实现最优准确率。仅依靠人力无法实现阅读和计算所有的图像，然后调整阈值和各种权重参数达到最优，而具备超强运算能力的 GPU可以实现大量图像数据的训练。

2. 深度学习进行肺结节筛查的原理

在计算机视觉领域，图片具有如颜色、形状或图案等简单特

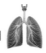

征，以及自相似性（是否存在类似重复性图案）等复杂特征。通过针对大量图片的训练和学习，AI 可以像人类一样准确分辨图形。通过对大量专家标注的肺部影像、肺部医学知识的学习，AI 算法模型可以准确识别肺部疾病，自动进行疾病的病灶检测和定位，得到病灶的定位信息后，还可进行辅助性的定性分析，如结节的良恶性判断等。同时，由于随访的要求，需要了解结节的变化大小，而这些数据都可以由计算机来计算，非常方便。

3. AI 筛查肺结节的功能

目前大部分医学影像人工智能公司已经可以利用计算机实现肺结节智能筛查。整个系统可以在约 1 min 的时间完成肺结节的诊断，诊断敏感性达 96.7%，良恶性判断的准确率为 90%，这相当于影像科高年资副主任医师的水平。

AI 系统通常可以提供结节的检测、结节的分割，以及进行定量定性分析。同时，也可以跟踪不同时期随访患者每个结节的变化。此外，还可进行结节检索，通过对过去类似结节的分析结果，对结节做出最终的良恶性判断，然后自动生成报告，极大地加快了医生的诊断过程。

第3节 人工智能医学影像面临的挑战

虽然 AI 应用于医学影像的前景广阔，但产生规模效益并获得医学界和大众的认可还需要克服一些挑战。

一、数据标准化

医学影像数据的标准化是挑战之一。以 CT 为例，虽然不同设备厂商提供的平台均使用 DICOM 格式的输出文件，但不同平台在图像后处理、扫描参数方面的标准不同，因此需要 AI 算法对大量数据集进行训练，达到一定的泛化能力；同时，医学影像数据还存在终端平台接口不同的问题。目前国内市场有数百种

PACS 系统，不同医院选择不同的系统。在进入某一家医院时，AI 医学影像的标记信息和影像报告接口要针对不同 PACS 系统进行调试和优化，这对 AI 医学影像产品提出了很高的要求，同时也是一件耗时耗力的工作。

二、数据的安全性

医学影像数据的安全性也是一个挑战。AI 作为新兴产业和技术，离不开大数据的支持。传统的影像数据主要存储在医院的服务器中，患者最终保留的是实体化的胶片。将 AI 应用于医学影像时，数据会通过云平台存储于算法公司的服务器中，再进行 AI 分析，在此过程中数据传输的安全性能否得到保障是很重要的问题。如果在数据和报告输出时，网络、输出终端存在不安全因素，导致患者的个人信息和诊断报告泄密，不仅是对患者个人隐私的侵犯，甚至还会影响患者的生活、工作和就业选择。

此外，AI 的一个重要特征是机器的自我学习，我们对机器不断输入数据，机器通过自我学习不断更新迭代算法，实现算法的不断优化。若在数据输入的过程中出现网络攻击或黑客恶意输入数据，机器得到的原始数据存在错误并影响算法，最终很可能导致患者被误诊。因此，网络和数据的安全性对于 AI 医学影像非常重要。

三、资质认证周期长

人工智能概念虽然早已提出，但在医疗领域还需要熟悉和适应国内医疗市场。任何一项新兴技术从出现到成熟再到批准上市均需要很长一段时间，在医疗健康领域更是如此。目前国内 AI 医学影像公司均未获得美国食品药品监督管理局（FDA）和中国国家药品监督管理局（CFDA）的资质认证，但国外已为部分公司颁发了相应认证，距离国内颁发认证资质指日可待。

（柴象飞　熊淑琴）

参考文献

［1］曹晖，顾佳毅．人工智能医疗给外科医生带来的挑战、机遇与思考．中国实用外科杂志，2018，38（1）：28-33.

［2］金征宇．前景与挑战：当医学影像遇见人工智能．协和医学杂志，2018，9（1）：2-4.

［3］梁长虹，刘再毅．人工智能与医学影像再思考．中华医学信息导报，2017，32（22）：21-21.

［4］刘丹，李为民．新型影像技术在肺癌早期诊断中的应用及诊断价值．中华肺部疾病杂志（电子版），2011，4（6）：446-448.

［5］祝跃明，徐卫清，姚丽娣，等．医学影像信息系统中图像数据的管理及安全策略．浙江省放射学学术年会，2007.

［6］Liu X，Hou F，Qin H，et al. A CADe system for nodule detection in thoracic CT images based on artificial neural network. Science China（Information Sciences），2017，60（7）：177-194.

第二十三章　肺癌机器人手术

一、什么是机器人手术

机器人手术在医学上被称为机器人辅助手术，作为一种新的术式，它为传统的开胸术带来了革命性的改变。即往的开胸术术野范围有限，创伤较大，而机器人手术系统则可作成外科医生眼和手的延伸，为肺癌微创手术带来新的机遇。

机器人手术系统与我们想象中的人形机器人不太一样，它并不是作为一个独立的手术医生一样存在。与之相反，机器人手术系统更多的是作为手术辅助系统，通过更加灵活的机械臂和更加清晰的成像系统，协助外科医生能够更好地完成手术。

目前，绝大多数手术机器人为达芬奇手术机器人外科手术系统。该系统的设计最早源自军队对前线伤员的救治需求，目的是让前线受伤的士兵可以在第一时间得到救治，并且医生可以位于较为安全的后方，而其微创手术的原理则是源于腔镜手术技术。20 世纪 80 年代，随着远程操作技术开始在危险作业、深空探测领域崭露头角，虚拟现实（virtual reality，VR）技术开始投入应用，这激发人们创造手术机器人的想法。随着不断的研发，2000年 FDA 批准达芬奇机器人系统应用于普通外科手术。2002 年，Melfi 报道了第一例利用达芬奇机器人系统完成的肺叶切除术。如今，达芬奇机器人已发展至第四代，我国也于 2006 年首次引入达芬奇机器人系统。截至 2016 年，全球利用达芬奇手术机器人已完成超过 300 万例手术，全球销售数量也达到 3266 台。目

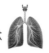

前，国内已完成 1.5 万余例达芬奇手术病例。

虽然达芬奇手术系统的原理是传统腔镜手术，并结合了胸腔镜手术的微创性和传统开胸术的灵活性，避免了传统胸外科手术需要破坏胸壁骨性结构的弊端。同时，相较于传统胸腔镜手术的杠杆操作原理（外科医生手的运动方向与器械运动方向相反），达芬奇机器人的机械臂可以完全同向并且实时传递外科医生的手部动作。达芬奇机器人系统机械臂的灵活性甚至超越了人手：每一条机械臂都有 10 余个关节，7 个自由度，能进行 540° 旋转，而这一系列操作只需要体表的 1 个或数个小切口即可完成，机械臂可在不破坏胸壁完整性的前提下，提供与开胸术相同甚至超越开胸术的操作自由度。在三维腔镜显示屏的辅助下，外科医生可以看到更加清晰而有立体感和层次感的手术画面，且达芬奇手术的坐姿操作方法相较于传统腔镜也较为舒适。

达芬奇机器人手术系统一般由 3 个部分组成：主刀医生操作与观察的操作台、由几条机械臂组成的床旁机械臂系统，以及供主刀及助手观察的成像系统。手术时，主刀医生不接触患者，而是坐在控制台前，通过控制台内清晰的三维屏幕观察手术视野并操作控制器和踏板来远程操控位于床旁的机械臂系统，精密的机械臂系统完全与主刀医生的双手同步运动，并且能够过滤主刀医生双手轻微的抖动，而其特有的三维成像系统能提供最多放大 15 倍的手术视野，从而保证全程精密、安全的手术操作。手术助手负责协助更换操作臂前端的手术器械或内窥镜，协助主刀医生更好地完成操作。

在肺癌治疗领域，机器人手术主要应用于早期肺癌，即以体检发现的肺部周围型小结节为主。手术方式一般为局部楔形切除、肺段切除或肺叶切除。与常规手术相同，机器人手术在术前也需要完善相关的检查（如胸部 CT、心电图、肺功能检查、血气分析、支气管镜），若存在相关的禁忌证（如心肺功能不佳、肺门钙化或弥漫性胸膜腔粘连增厚）或不利于进行微创手术的因素，则需要谨慎评估手术指征。

　　以机器人肺叶切除术为例，患者采取侧卧，手术侧朝上，双手抱住枕头置于头前，腰腿部向下弯曲约30°。手术过程中将进行双腔气管插管单肺通气，在肩胛线第8肋间、锁骨中线第5肋间分别做1个0.8 cm的小切口作为机械臂的进口，在腋后线第8肋间做1个1.2 cm的切口作为腔镜口。手术中，主刀医生将利用灵活的机械臂配合3D腔镜提供的视野来分离、切除病灶所在的肺叶，并且通过使用电凝钩及双极电凝可以有效地控制出血。最后，切除的肺叶和组织将通过腋中线第7肋间的1个3～4 cm切口取出。

二、机器人手术与胸腔镜手术和传统开胸术的对比

1. 操作时间与学习曲线

　　相较于传统开胸术，达芬奇机器人手术与胸腔镜手术均需要较长的学习时间。不同研究报道的操作时间存在较大差异，可能与不同地区的操作规范与术者的熟练程度不一致有关。Gharagozloo的研究显示，在每位术者前100次机器人辅助的肺叶切除术中，后80次手术和前20次手术的手术操作时间、患者住院时间、术后并发症均相差甚远。如果在具有成熟手术技巧的外科医生之间进行比较，胸腔镜手术的操作时间相比达芬奇机器人手术具有优势，约能节约1 h，其原因可能与国内胸腔镜手术技术较为成熟，而机器人手术仍处于起步阶段有关。机器人手术由于技术和价格原因无法大规模推广，因此大部分医生的胸腔镜手术经验更为丰富。但在全国多个大型手术中心，机器人手术的操作时间已接近传统胸腔镜手术，甚至略短于传统胸腔镜手术。

2. 原发病灶清除

　　对于早期原发性肺癌，原发病灶一般采取肺叶切除、肺段切除或楔形切除。电视胸腔镜手术与达芬奇机器人手术的术式在理论上并无太大差异，但有研究报道电视胸腔镜手术在原发灶清除

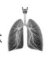

方面具有一定优势，主要体现在电视胸腔镜手术具有一定程度的触觉反馈，术者能在术中感知肿物的大小、硬度和质地等信息，而达芬奇手术机器人在一定程度上主要依赖术者的经验以及视觉上对周围组织状态的判断等，因此术中非常依赖术前的准确定位（常用亚甲蓝溶液定位）。但是，在对出血等很多术中并发症的控制方面，达芬奇机器人的表现更优。

3. 淋巴结清扫

淋巴系统是肺癌转移非常重要的途径之一，因此淋巴结清扫的完整性不仅决定了肿瘤的术后分期，更与患者的术后生活质量和复发情况息息相关。与胸腔镜肺叶切除相比，达芬奇机器人系统在淋巴结清扫方面的表现非常突出，因其具有灵活且可以自由旋转的机械臂及 3D 成像系统，使得其在进行淋巴结清扫的过程中能获得良好的视野与操作范围。

4. 术后并发症及住院时间

肺外科手术最常见的术后并发症包括肺漏气、出血及疼痛。电视胸腔镜及机器人辅助肺外科手术在肺漏气与出血方面没有明显差异，并发症主要取决于患者肺部叶间裂发育程度、胸腔是否存在粘连及术后护理。对于最常见的术后肺漏气，两种术式的发生率均为 10%～15%。大多数研究显示，肺漏气的发生率在机器人手术与电视胸腔镜手术之间没有显著差异，但二者导致肺漏气的发生率均低于传统开胸手术。同时，两种术式的术中失血量均多为 10～500 ml。在术后疼痛方面，许多人认为电视胸腔镜手术由于其操作支点在胸壁入口处，因此在操作过程中对于周围组织的挤压、牵拉和摩擦是造成术后胸壁疼痛的主要原因，达芬奇机器人系统由于操作关节在胸壁内而无须把胸壁作为支点，可以较好地避免这一点。在住院时间方面，机器人手术与胸腔镜手术没有明显差异，但都明显少于传统开胸术，表明微创对于术后快速康复有明显作用。

5. 治疗费用

达芬奇机器人系统的每个手术臂的使用次数仅限于 10 次，

且设备的购置费用以及维护费用昂贵，导致手术费用非常高昂。研究表明，机器人手术比电视胸腔镜的费用高 3000 ～ 5000 美元，平均费用约比电视胸腔镜手术高 26.3%，但随着科技的进步及机器人手术的推广，机器人手术的费用将会逐步下降。

三、机器人手术的展望

近年来，随着机器人手术硬件和软件的更新换代，机器人手术在肺癌领域的应用范围也在不断扩大，已有多家医学中心逐步在中晚期肺癌患者中开展机器人手术。对于很多既往被认为已经失去手术机会的患者（如Ⅲ或Ⅳ期），由于机器人手术的微创性，使得手术变得能够耐受。国内医生对于机器人手术的熟练程度也有了很大的提升，例如在上海某医学中心近 3 年进行的 389 例机器人肺叶切除术中，无死亡病例和术中输血病例，无患者带插管出院，术后引流量、漏气率及住院时间均有明显改善。

此外，手术机器人特有的主–仆式操作模式可使手术主刀医生不用直接接触患者，甚至不用进入无菌区开展手术，这给予了外科手术更大的创造力。2009 年发布了双控制台系统，让多名外科医生可以同时参与到手术中，极大地增加了达芬奇手术机器人系统在复杂外科手术中的应用能力。随着数据传输更加便捷以及远程观察指导系统的应用，机器人手术为外科医生提供了远程手术的可能性。利用无线传输技术，外科医生得以为远在千里之外的患者做手术，或通过手术影像给予远程手术指导。这无疑为边远地区的患者带来福音。

此外，机器人手术系统在人工智能方面有很大的发展前景。人工智能作为机器人领域近年来最热门的技术，无疑将一个冷冰冰的机器变成了一台"能思考的大脑"，如能够识别哪些是主刀医生的主动动作，哪些是肌肉颤动。未来的机器人将可能学会识别由内窥镜"看到"的影像，帮助医生判断眼前的组织种类，甚至将根据统计学资料判断患者淋巴结可能存在的位置。

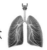

虽然目前达芬奇机器人是唯一被批准应用的手术机器人，但近年来国内外研发的机器人手术系统也有许多亮点，如应用于神经、脊柱外科的 Renaissance 系统，与达芬奇系统相似的 REVO-I 手术机器人、dV-Trainer 以及早期的 Zenus 系统，国内的 Remebot 系统、天玑、天智航、妙手等，近年来还出现了应用于放疗的机器人放射外科手术系统（又称射波刀或赛博刀）。

达芬奇手术机器人作为全球先进手术器械和高新精准医疗科技的代表，是外科在精准医疗领域的典范，其推广与普及是医学发展的必然趋势。达芬奇手术机器人作为当代医疗科技和临床医学结合的代表，在不久的将来也将促进更多在医学技术上的突破！

（林旭　胡坚）

参考文献

［1］杜祥民，张永寿. 达芬奇手术机器人系统介绍及应用进展. 中国医学装备，2011，8（5）：60-63.

［2］嵇武. 达芬奇手术机器人的应用进展. 东南国防医药，2010，12（5）：427-430.

［3］李剑涛，黄佳，林皓，等. 单中心连续 333 例机器人辅助胸腔镜肺叶切除术治疗 I 期非小细胞肺癌. 中国胸心血管外科临床杂志，2017，24（11）：825-829.

［4］童向东，徐惟，王通，等. 达芬奇机器人治疗肺孤立结节的临床体会. 中国肺癌杂志，2014，（7）：541-544.

［5］王述民，许世广，童向东，等. 机器人肺叶切除术治疗非小细胞肺癌. 中国胸心血管外科临床杂志，2013，20（3）：308-311.

［6］Adams R D，Bolton W D，Stephenson J E，et al. Initial multicenter community robotic lobectomy experience：comparisons to a national database. Ann Thorac Surg，2014，97（6）：1893-1898.

［7］Agzarian J，Fahim C，Shargall Y，et al. The use of robotic-assisted thoracic surgery for lung resection：a comprehensive systematic review. Semin Thorac Cardiovasc Surg，2016，28（1）：182-192.

[8] Augustin F, Bodner J, Maier H, et al., Robotic-assisted minimally invasive vs. thoracoscopic lung lobectomy: comparison of perioperative results in a learning curve setting. Langenbecks Arch Surg, 2013, 398 (6): 895-901.

[9] Cerfolio R J, Bryant A S, Skylizard L, et al. Initial consecutive experience of completely portal robotic pulmonary resection with 4 arms. J Thorac Cardiovasc Surg, 2011, 142 (4): 740-746.

[10] Deen S A, Wilson J L, Wilshire C L, et al. Defining the cost of care for lobectomy and segmentectomy: a comparison of open, video-assisted thoracoscopic, and robotic approaches. Ann Thorac Surg, 2014, 97 (3): 1000-1007.

[11] Farivar A S, Cerfolio R J, Vallières E, et al. Comparing robotic lung resection with thoracotomy and video-assisted thoracoscopic surgery cases entered into the Society of Thoracic Surgeons database. Innovations (Phila), 2014, 9 (1): 10-15.

[12] Gharagozloo F, Margolis M, Tempesta B, et al. Robot-assisted lobectomy for early-stage lung cancer: report of 100 consecutive cases. Ann Thorac Surg, 2009, 88 (2): 380-384.

[13] Jang H J, Lee H S, Park S Y, et al. Comparison of the early robot-assisted lobectomy experience to video-assisted thoracic surgery lobectomy for lung cancer: a single-institution case series matching study. Innovations (Phila), 2011, 6 (5): 305-310.

[14] Kajiwara N, Akata S, Hagiwara M, et al. High-speed 3-dimensional imaging in robot-assisted thoracic surgical procedures. Ann Thorac Surg, 2014, 97 (6): 2182-2184.

[15] Louie B E, Farivar A S, Aye R W, et al. Early experience with robotic lung resection results in similar operative outcomes and morbidity when compared with matched video-assisted thoracoscopic surgery cases. Ann Thorac Surg, 2012, 93 (5): 1598-1604.

[16] Melfi F M, Menconi G F, Mariani A M, et al. Early experience with robotic technology for thoracoscopic surgery. Eur J Cardiothorac Surg, 2002, 21 (5): 864-868.

[17] Nasir B S, Bryant A S, Minnich D J, et al. Performing robotic lobectomy and segmentectomy: cost, profitability, and outcomes. Ann

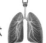

Thorac Surg, 2014, 98（1）: 203-208.

[18] Park B J, Flores R M. Cost comparison of robotic, video-assisted thoracic surgery and thoracotomy approaches to pulmonary lobectomy. Thorac Surg Clin, 2008, 18（3）: 297-300.

[19] Paul S, Jalbert J, Isaacs A J, et al. Comparative effectiveness of robotic-assisted vs thoracoscopic lobectomy. Chest, 2014, 146（6）: 1505-1512.

[20] Toker A, Özyurtkan M O, Kaba E, et al. Robotic anatomic lung resections: the initial experience and description of learning in 102 cases. Surg Endosc, 2016, 30（2）: 676-683.

[21] Veronesi G, Galetta D, Maisonneuve P, et al. Four-arm robotic lobectomy for the treatment of early-stage lung cancer. J Thorac Cardiovasc Surg, 2010, 140（1）: 19-25.

[22] Wilson J L, Louie B E, Cerfolio R J, et al. The prevalence of nodal upstaging during robotic lung resection in early stage non-small cell lung cancer. Ann Thorac Surg, 2014, 97（6）: 1901-1906.

第二十四章　肺癌患者的海外医疗

　　面对繁杂的境外医疗机构和中介，患者通常感到很无助，如何查询国外最新的癌症新药临床试验？怎么知道患者是否符合参加临床试验的要求？发现合适的临床试验后应该怎么联系？出国医疗的费用大致是什么情况？各家医疗机构是否有对接的国际部门？在本章中，作者基于在美国的相关医疗经验，本着客观、公正的原则向各位患者和家属介绍如何查询美国各家医院最新的癌症临床试验信息，赴美就医。

一、海外临床试验

　　大部分最前沿的肿瘤治疗方法（包括靶向药物和免疫治疗）都率先在欧美国家进行临床试验。对于肺癌患者，直接到美国参加临床试验可能是最好的机会。

　　那么，假如一位晚期非小细胞肺癌患者的手术和化疗效果不佳，全身多处扩散，但家属想了解美国现有的新治疗方案，如免疫治疗和靶向治疗，应该怎么做？

　　1. 搜索合适的临床实验

　　进入网址 https://clinicaltrials.gov/。这是全美最权威的官方临床试验库，在"find a study"（寻找试验）里面输入"Lung Cancer"（肺癌），然后选择"recruiting and not yet recruiting studies"（正在招募或尚未开始招募）。通过查阅背景资料，可以了解到肺癌治

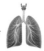

疗最新的免疫药物 PD-1 抑制剂派姆单抗（pembrolizumab；商品名 Keytruda）。此时，可在搜索时用"Lung Cancer"作为 condition name，"pembrolizumab"作为 other terms，"United States"作为 country（图 24-1）。接下来应根据患者的实际情况选择合适的医院。

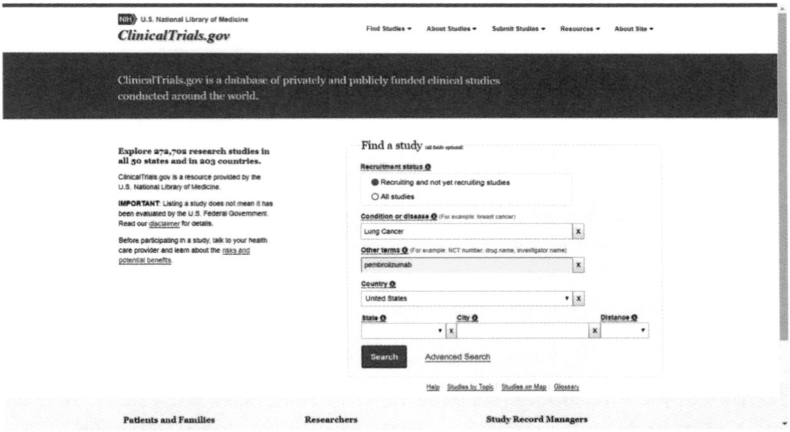

![图 24-1 ClinicalTrials.gov 搜索页面]

图 24-1　在美国临床试验数据库中搜索查询最新的美国临床试验

　　以北卡罗来纳大学（University of North Carolina，UNC）组织进行的试验为例，该试验名称为 Phase Ⅱ Trial of Sequential Consolidation With Pembrolizumab Followed by Nab-paclitaxel（临床Ⅱ期试验），旨在研究 PD-1 抑制剂派姆单抗和化疗药白蛋白结合型紫杉醇联用以及用药顺序对非小细胞肺癌治疗的影响。由 UNC 医院组织举行，美国多家医院参与，包括美国佛罗里达州的 Florida Hospital Cancer Institute，德克萨斯州的 UT Southwestern Medical Center，以及弗吉尼亚州的 Inova Schar Cancer Institute。该试验在全美多个中心招募患者，患者可在相应的招募点参与该临床试验。网页右上角显示该试验编号为 NCT02684461，可将该编号记录下来，以方便后续通过该编号查到该试验（图 24-2）。

195

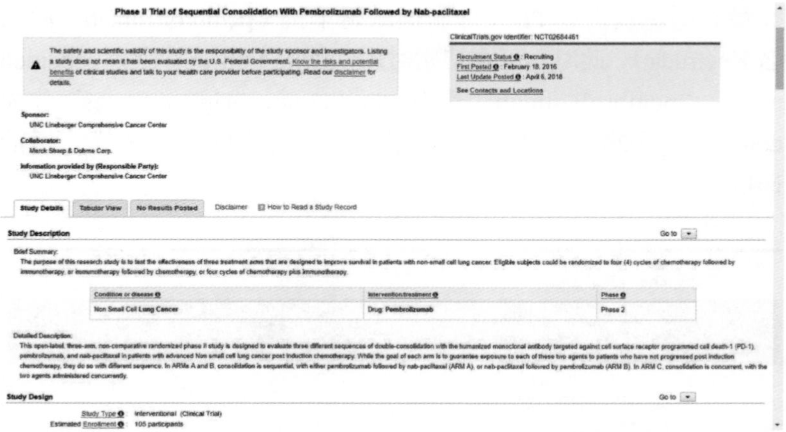

图 24-2　北卡罗来纳大学的癌症免疫治疗临床试验（NCT02684461）

2. 查询临床试验的入组条件

确定想参加的临床试验后，需要查看临床试验的具体信息。在相同页面下，可以看到实验目的、实验设计和实验分组等信息。对于患者来说，应重点查看 "Eligibility"（入组条件），这里详细记录了加入该试验需要满足的条件。

以 NCT02684461 为例，部分入组条件包括：①患者为 18 ～ 99 周岁；② ECOG 评分≤ 1 分（患者整体健康和自身护理能力的评估）；③患者为Ⅳ期（晚期转移）非小细胞肺癌；④已经完成或计划开始 4 ～ 6 周期的铂类药物化疗，且化疗方案中不包括紫杉醇；⑤诱导化疗方案可包含贝伐珠单抗或西妥昔单抗；⑥各脏器功能良好，且所有的筛查试验应在治疗开始后 14 天内完成；⑦从之前所有的毒副作用（脱发除外）中恢复；⑧有脑转移的患者，治疗后至少 2 周内无明显进展的证据和神经系统症状，且不再需要类固醇药物；⑨女性患者不可怀孕（在接受第一剂研究药物之前的 72 h 内，女性受试者应确保血清妊娠试验阴性）；⑩女性受试者需使用至少两种方法避孕或禁欲（图 24-3）。

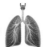

Criteria

Inclusion Criteria:

- Be willing and able to provide written informed consent for this trial
- Be greater than or equal to 18 years of age on day of signing consent
- Eastern Cooperative Oncology Group Performance Status less than or equal to 1
- Histologically or cytologically confirmed stage IV (metastatic) non small cell lung cancer as defined by American Joint Committee on Cancer (AJCC). Recurrent but not metastatic disease is allowed if deemed incurable.
- Has completed or scheduled to begin 4-6 cycles of platinum based induction chemotherapy that does not include a taxane
- Induction may contain, but is not require to contain bevacizumab or cetuximab.
- Induction with a platinum doublet plus another biologic agent will be allowed following review by the University of North Carolina principal investigator that there is no additional risk to the subject

NOTE: Evaluable disease is not required for study entry (patients with complete response or response sufficient to preclude measurable lesions are not excluded; such patients will be evaluated for progression free survival and overall survival, but not response)

- Demonstrate adequate organ function (defined in protocol). All screening labs should be performed within 14 days of treatment initiation.
- Recovered from all reversible toxicities related to their previous treatment (other than alopecia) less than or equal to grade 1 or baseline; exceptions to this criteria may be allowed at the discretion of the overall principal investigator for toxicities that are not expected to be exacerbated by pembrolizumab or nab paclitaxel
- Patients with brain metastases may participate if they have undergone appropriate treatment for the lesion(s), are at least two weeks post treatment without evidence for post-treatment progression, have no significant neurologic symptoms, and no longer require steroids for the reason of brain metastases
- Female subject of childbearing potential should have a negative urine or serum pregnancy within 72 hours prior to receiving the first dose of study medication. If the urine test is positive or cannot be confirmed as negative, a serum pregnancy test will be required
- Female subjects of childbearing potential should be willing to use 2 methods of birth control or be surgically sterile, or abstain from heterosexual activity for the course of the study through 120 days after the last dose of study medication. Subjects of childbearing potential are those who have not been surgically sterilized or have not been free from menses for greater than 1 year. The two birth control methods can be two barrier methods or a barrier method plus a hormonal method to prevent pregnancy. Subjects should start using birth control from study Visit 1 throughout the study period up to 120 days after the last dose of study therapy.
- Male subjects should agree to use an adequate method of contraception starting with the first dose of study therapy through 120 days after the last dose of study therapy.

Exclusion Criteria:

图 24-3　**NCT02684461 临床试验的入组条件**

　　同时，也可在网页上查看该临床试验的排除条件（Exclusion Criteria），包括 *EGFR* 突变的患者、免疫缺陷患者或在过去一定时间内接受过化疗或小分子治疗的患者等（图 24-4）。

Exclusion Criteria:

- Patients with epidermal growth factor receptor (EGFR) mutations expected to be sensitive to epidermal growth factor receptor (EGFR) inhibitors and patients with Echinodarm Microtubule-Associated Protein like 4 anaplastic lymphoma kinase (EML4/ALK) translocations are excluded, unless all available FDA approved targeted therapy options have been utilized. NOTE: In contrast to the above a patient with an EGFR mutation who has been treated with a first-generation and third generation TKIs and then with four cycles of carboplatin plus pemetrexed would be eligible
- Is currently participating in or has participated in a study of an investigational agent or using an investigational device within 4 weeks of the first dose treatment
- Has had prior chemotherapy, targeted small molecule therapy, or radiation therapy within 2 weeks prior to study Day 1. Note: if subject received major surgery, they must have recovered adequately from the toxicity and/or complications from the intervention prior to starting therapy
- Has had a prior monoclonal antibody within 4 weeks prior to study day 1 or who has not recovered from adverse events due to agents administered more than 4 weeks earlier. Exceptions to these criteria may be allowed at the discretion overall principal for toxicities that are not expected to be exacerbated by pembrolizumab or nab-paclitaxel
- Has a known additional malignancy that is progressing or requires active treatment. Exceptions include basal cell carcinoma of the skin, squamous cell carcinoma of the skin, or in situ cervical cancer that has undergone potentially curative therapy
- Has an active autoimmune disease requiring systemic treatment within the past 3 months or a documented history of clinically severe autoimmune disease, or a syndrome that requires systemic steroids or immunosuppressive agents; subjects whose disease require intermittent use of bronchodilators or local steroid injections would not be excluded from the study. Subjects with hypothyroidism stable on hormone replacement or Sjorgen's syndrome will not be excluded from the study
- Has evidence of interstitial lung disease or active, non-infectious pneumonitis
- Has an active infection requiring systemic therapy
- Has a history or current evidence of any condition, therapy or laboratory abnormality that might confound the results of the trial, interfere with the subject's participation for the full duration of the trial, or is not in the best interest of the subject to participate, in the opinion of the treating investigator
- Has known psychiatric or substance abuse disorders that would interfere with cooperation with the requirements of the trial
- Has inadequate home environment or social support to safely complete the trial procedures
- Is pregnant or breastfeeding, or expecting to conceive or father children within the projected duration of the trial, starting with the pre-screening or screening visit through 120 days after the last dose of trial treatment
- Has received prior therapy with an anti-programmed cell death-1 (PD-1), anti-PD-L1, anti-PD-L2, anti-CD137, or anti-Cytotoxic T-lymphocyte-associated antigen-4 (CTLA-4) antibody (including ipilimumab or any other antibody or drug specifically targeting T-cell co-stimulation or checkpoint pathways)

图 24-4　**NCT02684461 临床试验的排除条件**

197

3. 查询临床试验的地点和联系方式

在确定有意向参加的临床试验后，应联系医院和组织该临床试验的医务人员。在上述试验入组条件的下方即可看到"Contacts and Locations"（联系和试验地点），可以查询进行该临床实验的具体医院名称、联系人姓名及联系电话。患者可以根据自己的具体情况，优先选择自己熟悉或了解的医院。许多癌症临床试验会在国内、日本、韩国、新加坡等设有分中心，可以着重关注（图 24-5）。

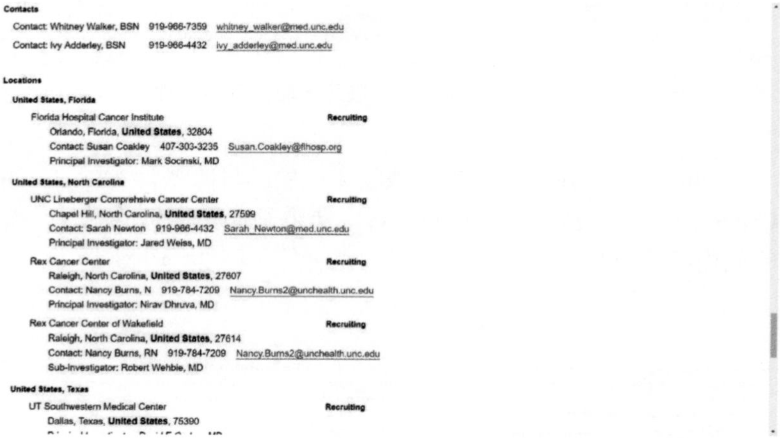

Contacts

Contact: Whitney Walker, BSN   919-966-7359   whitney_walker@med.unc.edu
Contact: Ivy Adderley, BSN   919-966-4432   ivy_adderley@med.unc.edu

Locations

United States, Florida

Florida Hospital Cancer Institute   Recruiting
Orlando, Florida, United States, 32804
Contact: Susan Coakley   407-303-3235   Susan.Coakley@fhosp.org
Principal Investigator: Mark Socinski, MD

United States, North Carolina

UNC Lineberger Comprehensive Cancer Center   Recruiting
Chapel Hill, North Carolina, United States, 27599
Contact: Sarah Newton   919-966-4432   Sarah_Newton@med.unc.edu
Principal Investigator: Jared Weiss, MD

Rex Cancer Center   Recruiting
Raleigh, North Carolina, United States, 27607
Contact: Nancy Burns, N   919-784-7209   Nancy.Burns2@unchealth.unc.edu
Principal Investigator: Nirav Dhruva, MD

Rex Cancer Center of Wakefield   Recruiting
Raleigh, North Carolina, United States, 27614
Contact: Nancy Burns, RN   919-784-7209   Nancy.Burns2@unchealth.unc.edu
Sub-Investigator: Robert Wehbie, MD

United States, Texas

UT Southwestern Medical Center   Recruiting
Dallas, Texas, United States, 75390

图 24-5　NCT02684461 临床试验的地点和联系方式

如图 24-5 所示，假设患者想多了解一些该临床试验在 UNC 医院进行的情况，可以通过网站上显示的联系方式直接联系负责该临床试验的两位护士 Whitney Walker 和 Ivy Adderley。

4. 医学病历材料的翻译

在与国外医院的医护人员沟通之前应准备好病历的翻译。建议选择具有医学背景的翻译机构或个人来进行病历翻译工作。医学文书的翻译最看重两点：一是准确地翻译医学词汇，二是表达方式符合医生的语言习惯。前者可以通过医学词典以及网络翻译工具来解决，而后者则只能通过积累丰富的病历写作经验来达成。此外，病历翻译完成后，应能够随时与翻译者取得联系，以便在就医过程中可以随时解释或解决关于翻译病历的任何问题。各家医学中心所需要的材料一般大同小异，包括入院记录、出院记录、手术记录、病理、影像学检查报告及各类实验室检查等。

5. 联络医生和入组

查询到临床试验的编号（如 NCT02684461），并翻译病历后，患者能否入组的最终决定权在医生手中。大部分患者通常无法满足所有临床试验条件，最终能够成功入组一定是反复和医生及临床试验人员（如上文提到的两位护士）沟通的结果。确认入组后，需要签署知情同意书（Informed Consent Form）。该文件通常非常长，详细说明了试验相关的各种风险和细节。患者需要仔细阅读这个文件，然后签字同意。对于国内患者，需要先将知情同意书翻译成中文，患者阅读中文版签字并同意后，由独立的第三方公司确认中英文同意书内容一致后生效。

6. 签证材料和医院押金

从签证材料开始，可以考虑交由中介机构来完成。赴美国参加临床试验和到美国就医的流程几乎相同。国际患者需先支付押金，才能到美国医院接受治疗。参与癌症临床试验的一个巨大优势在于试验药物为免费或有折扣，可以大大减轻患者的经济负担（1 个疗程的癌症免疫治疗药物约需要 6 万～ 10 万美元），但对于国际患者来说，其他费用仍然很高。美国大部分排名靠前的医院会要求患者缴纳 20 万～ 50 万美元的押金，治疗完成后多退少补。

收到押金和其他材料后，医院的国际部或相关部门会开具申请美国签证需要的证明，患者可携带材料去大使馆办理签证，签证申请的具体细节医院会有相关的经验指示。

7. 赴美参加临床试验的其他准备工作

签证确定后，即可开始具体开始进行前往美国的各项准备。

癌症患者赴美就医或参加临床试验建议跟随 1 ～ 2 名家属，美国癌症患者在治疗期间一般不会长期住院，很多患者在医院化疗后即可出院回家，所以需要选择医院附近的宾馆或短租房。可以通过当地的熟人或华人微信群进行安排。部分美国医院会提供医院内口译，但有些医院也是找第三方机构进行，聘请的翻译按小时付费，陪同时间也无法保证，因此这一环节建议另外请人完成。

8. 中介机构

美国的医院也在积极寻求国外的患者，一方面提升名气，另一方面也追求经济效益。大多数美国本土的知名医疗机构目前还没有走向国际市场，只有少数机构开始拓展国际业务。医院也不太会选择国内的中介机构作为自己的合同合作方。即使开展合作，大多也是"战略合作协议"，很少有"独家直通"的就医渠道。从原则上来说，作为医疗机构，除科研合作外，没有理由和任何中介机构签订合作合同。因此，患者也应提防任何宣称和美国医院进行独家合作的中介机构，防止上当受骗。

二、美国癌症中心综合排名和联系方式

在赴美参加临床试验的过程中，最重要也是最难的一步是找到最适合患者的临床试验，这需要深厚的临床医学和生物医药功底，绝不是一般中介机构可以完成的。若不能找到合适的临床试验，后续的准备和花销（机票、酒店、签证及治疗费用等）都没有意义。建议尽量多咨询医生和临床科研人员，选择最合适的治疗方案。总之，赴美国参加临床试验是可行、合理、合法的就诊渠道，有条件的患者不妨考虑。在此，笔者收集了 2022 年美国 US News 排名前 25 家癌症医院国际部的联系方式，希望对国内的患者和家属有所帮助（表 24-1）。

表 24-1　美国 US News 2022 年排名前 25 家癌症医院国际部的联系方式

排名	英文名称	中文名称	联系电话 / 邮箱
1	University of Texas MD Anderson Cancer Center	得克萨斯大学 MD 安德森癌症中心	001-713-745-0450 international@mdanderson.org
2	Memorial Sloan Kettering Cancer Center	斯隆凯特琳纪念癌症中心	212-639-4900 international@mskcc.org.
3	Mayo Clinic	梅奥诊所	https://www.mayoclinic.org/appointments# international-patients
4	Dana-Farber/Brigham and Women's Cancer Center	Dana-Farber/Brigham 妇女癌症中心	617-732-5777 bhintl@bwh.harvard.edu
5	UCLA Medical Center	加州大学洛杉矶分校医学中心	310-794-9759
6	Cleveland Clinic	克利夫兰诊所	216-444-6404
7	City of Hope Comprehensive Cancer Center	希望之城肿瘤中心	833-330-4673 InternationalPatientCare@coh.org
8	Hospitals of the University of Pennsylvania-Penn Presbyterian	宾夕法尼亚大学宾夕法尼亚大学长老会医院	＋1 215-349-5556
9	Northwestern Memorial Hospital	西北纪念医院	312-926-1089
10	Barnes-Jewish Hospital	巴恩斯犹太医院	314-362-6100 patientliaison@bjc.org

排名	英文名称	中文名称	联系电话/邮箱
11	Cedars-Sinai Medical Center	西达塞纳医疗中心	400-966-5810
12	New York-Presbyterian Hospital-Columbia and Cornell	纽约长老会医院	＋（212）746-9100
13	Johns Hopkins Hospital	约翰霍普金斯医院	1-410-502-7683
14	University of Chicago Medical Center	芝加哥大学医学中心	＋ 1-773-702-0506 international.services@uchospitals.edu
15	UCSF Medical Center	UCSF 医疗中心	＋ 1-415-353-8489 ims@ucsf.edu
15	Stanford Health Care-Stanford Hospital	斯坦福医院	＋ 1-650-723-8561 ims@stanfordhealthcare.org
16	University of Pittsburgh Medical Center	匹兹堡大学医学中心	1-877-320-8762
18	USC Norris Cancer Hospital-Keck Medical Center of USC	南加州大学诺里斯里癌症医院－南加州大学 Keck 医学中心	800-872-2273 wtchang@usc.edu
19	Perlmutter cancer center at NYU Langone Hospitals	珀尔穆特癌症中心	1-212-263-3588 internationalservices@nyulangone.org
20	Moores Cancer Center at UC San Diego Health	加州大学医学院摩尔癌症中心	619-471-0234

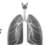

续表

排名	英文名称	中文名称	联系电话 / 邮箱
21	Massachusetts General Hospital	马萨诸塞州总医院	617-726-2787 mghipc@partners.org
22	Duke University Hospital	杜克大学医院	919-684-5192
23	Mayo Clinic-Phoenix	梅奥诊所–凤凰城	480-301-7101 Intl.mcs@mayo.edu
24	Ohio State University James Cancer Hospital	俄亥俄州立大学詹姆斯癌症医院	001-614-685-5422 destinationmedicine@osumc.edu
25	H. Lee Moffitt Cancer Center and Research Institute	H. Lee Moffitt 癌症中心和研究所	813-745-4685 internationalreferrals@moffitt.org

（乔志能）

203

第二十五章 关于肺癌患者 医保和商业保险

笔者曾在三甲医院从事医保工作 5 年，在美国学习研究美国医保体系 1 年，工作中经常遇到很多癌症患者关于报销、起付线标准和重大疾病政策等问题的咨询，目前的医保政策的确有很多向重大疾病的报销倾斜，本章将基本以云南省为例介绍关于肺癌患者可能遇到的医疗保险及商业保险问题（各地具体政策会有所不同）。

一、医保患者住院前需要了解的事项

1. 了解所住医院是否为医保定点医院

异地患者需要根据所住医院的医保编码在当地医保中心开通医保卡，到医院才能刷卡享受报销待遇，新农合患者也可以在定点医院即时结报，但须带齐身份证、户口本、医保卡（新农合合作医疗证，很多地州已将新农合并入居民医保并发放医保卡，且报销比例及起付线标准已调整，各地区均有差异）。

2. 住院的起付线

住院有起付线和先支付部分，即费用超过一定数额后及部分药品及耗材需要患者先付一定比例再进入医保报销。目前，不同医保类别执行不同的起付线标准（一个自然年度），以云南为例：

（1）昆明市医保：门诊 1200 元 / 年（特殊疾病），住院 1200

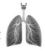

元 / 次；云南省省级直属医保：门诊 880 元 / 年（特殊疾病），住院 1 年两次，第 1 次 880 元，第 2 次 264 元，第 3 次 . 以后 0 元。

（2）云南省地州医保：600 ～ 1200 元。

（3）云南省新农村合作医保：300 ～ 1000 元（逐步过渡为居民医保）。

凡年满 70 周岁以上（含 70 周岁）参加昆明市及省级直属城镇职工基本医疗保险的参保人员，因病住院时，个人自付的医疗保险住院"起付标准"降低 50%。

3. 基本医疗保险住院报销费用的限额

基本医疗保险医疗费用的最高限额：在一个自然年度内，参保人的住院费用（包括允许基本医疗保险统筹基金支付的门诊医疗费用）中在扣除自费、个人先负担费用、起付标准后，累计达到上年度昆明地区职工平均工资的 4 倍。目前城乡居民基本医疗保险基金最高支付限额为 6 万元，省级直属医疗保险基金最高支付限额为 8 万元。应注意，限额是指最终报销费用的总和，而不是医疗费用的总和。

二、重特病医保

1. 概念

重特病不是病种的概念，而是一个金额的概念，是用于支付个人在 1 年内所发生的超过基本医疗保险最高支付限额（5.9 万元）以上的一种大额医疗费用统筹。重特病医疗统筹最高支付限额为 20 万元。这是基本医疗保险的延伸，参加基本医疗保险的单位和个人必须参加重特病医疗统筹。癌症患者住院费用高昂，很容易超过基本医疗的最高限额，从而进入重特病医保报销范畴，进入这一阶段后，报销限额和报销比例都会提高。

2. 具体待遇

重特病发生的符合医疗保险规定的医疗费，剔除全自费、抢救药品先自付 40%、200 元以上的一次性医用材料费和人工器官购置费个人先自付部分，剩余总费用按个人自付 10%，重特病医疗统筹支付 90% 进行结算。

三、肺癌患者可享受的门诊待遇

1. 特殊疾病门诊

确诊肺癌后，可以持病理检查报告单、B 超或 CT 等检查报告单以及三级医院出具的诊断证明（通常出院证上即有诊断）到医院医保科领取特殊疾病申请表，填写盖章后至所属医保中心办理特殊病疾卡，一般需 20 个工作日审批。部分地区需要回到当地医保中心领表才能被认可。持卡恶性肿瘤（门诊放、化疗）费用按住院费用政策结算。但是，开药种类存在限制，具体情况应咨询医院医保科室。

2. 可报销的门诊特殊检查（统筹基金支付比例为 70%，个人承担 30%）

可报销的 26 项门诊特殊检查包括：彩色多普勒腔内检查（经直肠阴道）、彩色多普勒血流显像（心脏）、24 h 动态心电图、24 h 脑电图、24 h 动态血压监测、CT、MRI、心肌肌钙蛋白 T 测定、心肌肌钙蛋白 I 测定、癌抗原 125（CA125）、乳腺癌相关抗原（CA153）、癌抗原 199（CA199）、NK 细胞活性检测、DNA 扩增、RNA 扩增、免疫组化单克隆抗体酶标（限 3 次）、免疫组化多克隆抗体酶标（限 3 次）、经食管超声心动图、胃肠动力学监测、数字减影同步电影摄影、数字减影血管造影（动脉法）、心脏及血管造影 X 线机（含数字减影设备）、单光子发射计算机断层成像（SPECT）、心脏动态显影、肝动态显像、发射体层仪（emission computed tomograph，ECT）检查。

3. 其他补助

如果所在单位享受公务员待遇，还可有门诊公务员补助（事业单位、政府机构及部分企业享有该补助），补助条件包括：①每个自然年度（1 月 1 日—12 月 31 日）统筹支付 2000 元；②必须是发生在定点医院的医疗费用；③超过 550 元后开始补助；④补助比例为 50%；⑤最高支付 2000 元 / 年。

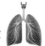

四、国家针对癌症等重大疾病的特殊报销政策

符合以下重大疾病诊断（图 25-1）的患者享受以下待遇：①报销提高到 90%（按实际住院费用结算）；②取消住院医疗费用最高支付限额。

1. 恶性肿瘤——不包括部分早期恶性肿瘤	15. 瘫痪——永久完全
2. 急性心肌梗塞	16. 心脏瓣膜手术——须开胸手术
3. 脑中风后遗症——永久性的功能障碍	17. 严重阿尔茨海默病——自主生活能力完全丧失
4. 重大器官移植术或造血干细胞移植术——须异体移植手术	18. 严重脑损伤——永久性的功能障碍
5. 冠状动脉搭桥术（或称冠状动脉旁路移植术）——须开胸手术	19. 严重帕金森病——自主生活能力完全丧失
6. 终末期肾病（或称慢性肾功能衰竭尿毒症期）——须透析治疗或肾脏移植手术	20. 严重Ⅲ度烧伤——至少达体表面积的 20%
7. 多个肢体缺失——完全性断离	21. 严重原发性肺动脉高压——有心力衰竭表现
8. 急性或亚急性重症肝炎	22. 严重运动神经元病——自主生活能力完全丧失
9. 良性脑肿瘤——须开颅手术或放射治疗	23. 语言能力丧失——完全丧失且经积极治疗至少 12 个月
10. 慢性肝功能衰竭失代偿期——不包括酗酒或药物滥用所致	24. 重型再生障碍性贫血
11. 脑炎后遗症或脑膜炎后遗症——永久性的功能障碍	25. 主动脉手术——须开胸或开腹手术
12. 深度昏迷——不包括酗酒或药物滥用所致	26. 严重溃疡性结肠炎
13. 双耳失聪——永久不可逆	27. 严重慢性呼吸衰竭
14. 双目失明——永久不可逆	28. 严重克罗恩病

图 25-1　**重大疾病类别**

五、靶向药物进医保

奥希替尼（泰瑞沙）等17种国家医保谈判抗癌药物不纳入医疗机构药占比，这能在很大程度上保障患者用药。国家卫生健康委员会医政医管局于2018年发布"关于做好17种国家医保谈判抗癌药配备使用工作的通知"。强调各省级卫生健康行政部门督促辖区内三级综合医院和各地级肿瘤专科医院，根据临床需求和诊疗能力，即时配备谈判药品，优化用药结构，将谈判药品纳入医院的药品处方集和基本用药目录。医院不得以医疗费用总控、医保费用总控、药占比和药品品种数量限制等为由影响谈判药品的供应保障与合理用药需求。对于不能及时配备谈判药品，影响患者用药需求的，对相应的医院采取压缩肿瘤专科规模、限定业务量、降低医院等次、降低医院级别、考核和评价不合格等措施，直至其整改到位。

2018年10月10日，国家医疗保障局签发《关于17种药品纳入国家基本医疗保险、工伤保险和生育保险药品目录乙类范围的通知》，将奥希替尼等17种药品纳入乙类医保，并确定于2018年11月30日前开始执行。其中，纳入医保范围的肺癌治疗药物有5种：

1. 阿法替尼（Afatinib；吉泰瑞）

医保限定支付范围：①具有 *EGFR* 基因敏感突变的局部晚期或转移性非小细胞肺癌，既往未接受过 EGFR-TKI 治疗；②含铂类化疗期间或化疗后疾病进展的局部晚期或转移性鳞状组织学类型的非小细胞肺癌。

医保支付标准：200元（40 mg/片）；160.5元（30 mg/片）。

2. 安罗替尼（Anlotinib）

医保限定支付范围：限既往至少接受过2种系统化疗后出现进展或复发的局部晚期或转移性非小细胞肺癌患者。

医保支付标准：487元（12 mg/粒）；423.6元（10 mg/粒）；357元（8 mg/粒）。

3. 奥希替尼（Osimertinib；泰瑞沙）

医保限定支付范围：限既往 EGFR-TKI 治疗时或治疗后出现疾病进展，并且经检验确认存在 *EGFR T790M* 突变阳性的局部晚期或转移性非小细胞肺癌成人患者。

医保支付标准：510 元（80 mg/ 片）；300 元（40 mg/ 片）。

4. 唑替尼（Crizotinib；赛可瑞）

医保限定支付范围：限间变性淋巴瘤激酶（ALK）阳性的局部晚期或转移性非小细胞肺癌患者或 ROS1 阳性的晚期非小细胞肺癌患者。

医保支付标准：260 元（250 mg/ 粒）；219.2 元（200 mg/ 粒）。

5. 塞瑞替尼（Ceritinib；赞可达）

医保限定支付范围：接受过克唑替尼治疗后进展的或对克唑替尼不耐受的 ALK 阳性局部晚期或转移性非小细胞肺癌患者。

医保支付标准：198 元（150 mg/ 粒）。

六、靶向药物的先自付部分

上述 5 种抗肺癌药物需要患者先自付 30%，再按相应医保级别按住院报销比例进行报销，如居民医保报销比例为 60%，该靶向药物或专用药总费用剩余 70% 的费用按 60% 的比例报销。例如，假设某药物价格为 100 元，患者必须先自行支付 30 元，70 元享受医保报销，假设患者为居民医保，住院按 60% 报销，该药品报销 42 元，自己支付的金额为 100 － 42 ＝ 58（元）。

七、异地（跨省）报销政策相关问题

1. 医保异地住院可以报销吗？

【答】部分试点省市已经开始实行医疗保险异地就医结算，但全国标准不完全一样。

2. 在异地因特殊原因发生的医疗费用如何报销？

【答】特殊情况下，如出差、探亲、休假等原因在异地发生的紧急住院医疗费用，应按照参保所在地医疗保险办法的具体规定进行费用报销。一般在急诊的情况下，允许就近诊治。治疗后，凭治疗医院出具的有效凭证回所在地医疗保险经办机构按规定报销。

3. 退休居住在异地，医保如何报销？

【答】如果患者已经退休，随子女在异地定居，则可回导参保地的医保中心申请退休人员异地安置，办理后即可在异地选择1～2个定点医院就医，费用先由患者垫付，然后回参保地医保中心报销。

4. 长期驻外职工如何报销？

【答】可申请医保异地安置，由单位申请，办理后即可在驻外地区选择1～2个定点医院就医，费用先由患者垫付，然后回参保地医保中心报销。

5. 异地急诊住院如何报销？

【答】入院前，携带患者身份证、两张一寸彩色照片、新农合医疗证到县农村合作医疗管理办公室办理转诊备案手续；住院时须携带患者身份证、新农合医疗证和转诊备案手续到转诊医院就医，办理新农合住院手续；出院后，凭患者本人身份证（或户口本）、新农合医疗证、病历复印件、住院结算单（部分为发票形式）、住院费用清单、转诊备案手续到农村合作医疗管理办公室报销。

八、商业保险：购买重大疾病保险的必要性和注意事项

随着肺癌发病率的上升，患者需要有更好的保险意识，应注意每年缴纳社会保险，可购买商业大病保险作为适当补充，以缓冲疾病为每个家庭带来的经济负担。

（一）购买重大疾病保险的必要性

重大疾病保险是用来分担将会对家庭造成巨大影响的重大疾病风险。而一般疾病的诊疗费用较低，通过社会保险（社保）也

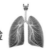

能获得部分补偿。

重大疾病保险和医疗保险互为补充，建议优先购买重大疾病保险，预算充足的情况下，再补充一份医疗保险，保障更全面，两者的比较见表 25-1。

表 25-1　重大疾病保险与医疗保险的比较

项目	重大疾病保险	医疗保险
赔付条件	确诊即可申请理赔，无须提供发票，治疗后还可申请医保报销，与医疗保险不冲突	先治疗，后理赔
赔付方式	按合同约定的金额赔付，与治疗的实际费用无关	按照实际费用进行赔付，须扣除免赔额和已从其他途径获得的赔付
保障范围	合同约定的重大疾病	无疾病种类限制

（二）购买重大疾病保险的注意事项

1. 保障范围及条件

部分重大疾病保险只覆盖恶性肿瘤，而有的险种还保障原位癌以及其他轻症重大疾病。在保费相同的情况下，保障范围越大越好。赔付时，应按合同要求准备治疗医院相关资料。请注意，不同保险公司通常会对理赔认可的医院范围有所限制。

2. 保障条款

保障条款中应注意重大疾病保险条款有没有轻症给付、轻症给付后是否扣除总保险金额、重大疾病是否有豁免功能、重大疾病可获赔几次、疾病的分组、观察期（不同保险公司有区别，如90 天、180 天或 1 年），以及是否有身故保险金。除了关注疾病的种类外，还要关注是否有疾病终末期的保险责任。

3. 购买渠道的选择

（1）网络销售：优势是无中间环节，保费低、性价比高。劣势是当地可能没有理赔网点，理赔效率和便捷程度不能得到保障。

（2）线下客服销售：详细了解各方面条件及理赔详细流程、险种，在理赔环节有相应销售客服对接。

4. 需要了解的概念

（1）等待期（180 天）：等待期内确诊重大疾病或轻症，不承担保险责任，无息退还所交保费。因意外导致出险无等待期。

（2）犹豫期（10 天）：此期间内退保，可无息退还保费。犹豫期后退保，须承担一定损失。

5. 理赔问题

重大疾病保险理赔一般需要以下材料：①诊断证明书、门诊病历、出院小结、住院小结，在多个医院就诊须同时提供多个医院的诊断证明；②医疗费用收据、住院费用收据和住院费用明细清单；③病理、化验、影像学检查、心电图等检查报告，这些报告均须加盖医疗机构的有效签章。

九、癌症患者报销政策

癌症患者的报销政策如下。

（1）大病救助（民政部门、慈善部门）。

（2）临时救助（民政部门）。

（3）医疗救助（民政部门，针对低保户和贫困户）。

（4）低保（针对城镇户口和农村户口）。可报销 3 次

（5）门诊救助（病理符合当地医保所列的特殊病种之一可到医保中心办理）。

（6）精准扶贫（针对农村户口）。

（7）大病保险（达到费用标准后医保中心自动启动）。

（8）农合报销一次报销（农村户口）。

（9）困境儿童基本生活补贴（民政部门）。

（10）贫困户（包括建档立卡和兜底保障；针对农村户口）。可报销 4 次（第 4 次是政府兜底 90%）。

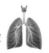

（11）特困户（针对职工）。

（12）贫困家庭全年扶贫兜底（针对农村户口）。

（13）慢性病（医保申请指定医院鉴定符合相关病理和治疗）。

（14）二次报销大病保险公司。

（15）三次报销民政部（医疗救治）。

（16）政府兜底 90%（贫困户兜底扶贫建档立卡针对农村户口）。

（17）四重报销保险。

（18）至当地市团委申请希望工程爱心专项基金。

此外，未办理特殊病种证（部分地区称为慢性病种证）的患者，可咨询当地社会保障局（拨打"12333"）。特殊病种在普通报销的基础上可额外报销 5% ～ 10%。门诊治疗按照住院报销比例和额度计算。各地规定不一样，具体请咨询社会保障局。

（周王颖）

参考文献

［1］昆明医科大学人文学院劳动与社会保障专业教学办，云南省医疗保险协会．云南省全民医保实用指南．昆明：云南人民出版社，2014．

［2］国家医疗保障局．关于将 17 种药品纳入国家基本医疗保险、工伤保险和生育保险药品目录乙类范围的通知．2018．http://www.gov.cn/xinwen/2018-10/10/content_5328891.htm?tdsourcetag ＝ s_pctim_aiomsg.

第二十六章　肺癌患者的就诊流程

　　一提起去大医院看病，大家都犯难：挂号难、住院难。专家号一号难求，有时好不容易挂到了号，又因为和主治医生沟通不顺畅而没有达到满意的就诊效果。其实，看病是有技巧的，本章我们就介绍一下肿瘤患者看病怎样才能"不走弯路"。

第 1 节　重视就诊全流程

一、就诊前准备

1. 带全原始检查资料

　　患者常见的情况是只带报告不带影像学图片（"片子"）等原始资料，甚至什么都不带。第一，有些医院的报告不一定准确，需要结合影像学图片综合考虑。第二，从影像学图片等原始资料中更能够发现问题和更准确地诊断。例如，如果既往进行的CT 图片能很好地显示肺部肿瘤的情况，那么接下来可能只需要进行纤维支气管镜检查，无须再次复查 CT。如果既往已经给出病理诊断，也应携带病理片子就诊，有时还需要组织蜡块或病理白片加做免疫组化染色，以协助诊断和基因检测。

2. 携带当地医院诊治和出院证明

　　很多家属一问三不知，治疗经过、使用的药品、治疗时间都

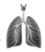

说不清，也没有其他医院的病历摘要等。肿瘤治疗的各个时间点很关键，既往采用的治疗方案、治疗效果和有效时间均是制订下一步治疗计划和确定治疗是否有意义的关键。

3. 提前开好检查单

在就诊于专家门诊前，最好先去普通门诊就诊 1 次，医生会详细询问病史，进行相应的体格检查，然后开具抽血化验和影像学检查的检查单。初诊主要是问病史和完善各项检查，因此没必要挂专家号。

4. 整理病历和既往就诊的检查报告单

按照时间顺序、逻辑顺序和重要性整理检查报告单，不要零散地全都拿出来，化验报告太多、太乱，会降低医生的诊疗效率。

5. 准备好提问的清单

去看专家之前，应把困惑和想要解决的重要问题写下来。在公立三甲医院，专家门诊接诊每个患者的平均时间为 5 ～ 6 min，最多 10 min，要把时间留给更重要的事情。

二、与主治医生的沟通技巧

1. 相信医生

每个医生都有自己的沟通习惯和方式，想要达到良好的沟通效果，首要的原则是相信医生！其次，找到适合自己的医生也很重要，不是职称、职位越高的医生就越适合。主任级别的专家要管理整个科室，还有很多的科研项目需要统筹，精力难免有限，用来沟通的时间也更少。

2. 整理沟通思路

按照患者的发病时间、疾病症状、治疗经过来理清思路，提高沟通的效率。通常由病患本人或做治疗决策的家属来负责主要沟通，其他家属补充。

3. 有明确的沟通目标

沟通时要有明确的目标，一定要弄清楚就诊想要解决的问题和达到的目的。在沟通过程中，一定要进行充分的信息交换，从医生那里获得想了解的信息，同时把自身所掌握的关于疾病的特点及对治疗的个性化需求告诉医生。

4. 如实告知病史

隐瞒或谎报病史既不利于医生问诊，也不利于患者治疗。建议将所有与本次诊治有关的信息都告诉医生，如既往的治疗过程、其他医院的诊断和检查、家族史、过敏史等。

5. 学会提问题

多问开放式问题，如"医生，我的情况究竟是吃药好还是手术好？"不要一次问很多问题，应分次提问。同时，提问之前可以进行适当的寒暄，但不要太多，要直奔重点。

下面列举一些常见的问题：

（1）我的癌症是什么类型？这意味着什么？——癌症的类型有时直接决定可用的治疗方法和预后（即生存期）

（2）哪些治疗适合我？

（3）这些治疗分别有什么优势？治疗的副作用是什么？

（4）治疗期间，我的生活会有什么影响？

6. 记录沟通内容

记录医生的话，可以帮助你知晓后续需要进一步了解的疾病知识，以及需要进行的选择。

（1）使用笔记本记下医生说的重点。

（2）带着朋友或家人一起就诊。他们可以帮助你记下一些重点。

（3）记录在就诊过程中产生的疑问，在谈话结束后一起提问。部分具体的治疗问题，如不良反应的处理，可以在治疗开始后再询问医生。一定要确保在离开前真的理解了医生所说的所有内容。

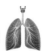

第 2 节　门诊就诊时应注意的沟通细节

一、加号沟通

　　加号的前提是至少可以留出 10～15 min 的时间与医生沟通，向医生介绍病史，实现去伪存真，提炼线索的有效就诊。错误的做法：医生已经明确告知门诊时间不足，患者仍强烈要求加号，尤其是门诊快要结束时要求加号。此时，即便成功加号，医生的诊疗服务也只能匆忙完成。

二、检查沟通

　　认真聆听医生解释目前诊疗环节存在的问题，配合完成相应的检查，努力使诊治得到推进。错误的做法：无论医生如何讲解病情和建议下一步诊治，患者都要求住院（诊断需要一个过程，甚至需要多次检查才能找到思路）。

三、诊断沟通

　　如果医生告知目前诊断不明确时，患者可礼貌的询问：后续如何诊治？目前重点考虑哪几种疾病？有没有推荐的诊疗手段，或者推荐其他医生？错误的做法：患者完全忽视医生的劳动，抱怨"我花了那么多时间，从那么远的地方过来看门诊，你也没诊断清楚，白来了"。

第 3 节　住院 / 治疗中应注意的沟通细节

一、治疗方案的沟通

　　一些罕见病可能没有诊疗指南和一线治疗方案，因此方案选择比较困难，最终治疗方案取决于医生的经验和患者的身体状况、认知功能、对治疗风险的接受能力和经济条件。

（1）询问医生各种不同方案之间的风险和疗效差别，可以与家属一起参与知情同意过程。避免不信任医生，不要同一个问题在医疗组内不同医生之间反复求证，或不同的家属反复询问同一个问题。

（2）治疗方案的选择应请医生结合实际情况，综合评估后推荐采用。沟通时患者不能自己要求采用某治疗方案。

二、疗效的沟通

对癌症治疗疗效的询问，可以询问平均生存期是多久（优于询问是否能治愈）、疾病完全控制的概率有多大、接受该治疗相对于不治疗大概能延长多少生存时间？

应避免反复提出"这个方案能完全治好吗？治疗还会复发，那不是白花钱治疗？"等问题。

三、不良反应的沟通

每种治疗方案都会有不良反应，许多不良反应跟个体因素有关，不能完全预测，只能应对，这是任何治疗都可能存在的风险。但是，多数不良反应是短暂的，并能完全恢复；只有少数不能完全恢复，可能遗留损害；极少数会危及生命。

出现不良反应时，应和医生一起讨论如何应对。应避免错误的做法：①总是纠结于怎么会发生呢？怎么不能预防呢？②早知道会有这么严重的不良反应，我们肯定不治疗了。③任何一个不良反应都去询问科室主任，而处理这些不良反应完全在值班医生的能力范围内。④不分时间地点地询问主任各种问题。若非紧急，短信、微信留言比反复打电话更合适。

（王昆）

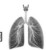

第二十七章　新冠肺炎疫情对肺癌患者诊治的影响

在新冠肺炎疫情期间，很多肺结节、肺癌患者不能及时到医院诊治，充满了焦虑和紧张，无论是门诊还是网上问诊，患者都会询问很多问题，这些问题可大致分为3种，第一种是如何确定肺部磨玻璃结节是新冠肺炎的炎症还是恶性结节？第二种是之前预约住院的肺结节手术能否推迟？第三种是肺癌术后、放化疗后、免疫治疗后、靶向治疗后的复诊时间是否可以推迟或是否可以在当地医院治疗？下文将逐一进行解答。

一、鉴别磨玻璃影及肺内斑块影

（一）肺部磨玻璃影或磨玻璃结节

肺结节及肺部磨玻璃结节是目前胸外科门诊较常见的病例，而新冠肺炎的早期影像学表现也以磨玻璃影为主。新冠肺炎的早期CT表现为单发或多发磨玻璃样密度结节状、斑片状或片状影，病变常位于外1/3肺野，胸膜下分布，呈局限性病变，以斑片状、亚段或节段性分布为主（图27-1）。早期肺癌同样表现为肺部磨玻璃影或磨玻璃结节，但病灶位置缺乏分布特点，病灶密度较均匀，边界较清楚，一般随访2～3个月后无明显吸收或快速增大者，可考虑磨玻璃结节早期肺癌。首次发现的肺部磨玻璃结节，务必密切随访观察，避免将无症状的新冠肺炎误诊为早期肺癌。

其他需要鉴别的疾病包括：①咯血形成的磨玻璃影：患者近期有明确的咯血病史，肺内积血可表现为肺部磨玻璃影。②放疗后形成的放射性肺炎：患者近2～3个月有胸部或颈部放疗史。③外源性脂质性肺炎：患者有外源性脂油吸入史，不伴有明显发热。④免疫性肺炎：接受免疫检查点抑制剂（国内目前主要为PD-1抑制剂）治疗的患者中，部分患者可出现免疫性肺炎，临床表现和影像学特征与新冠肺炎极为相似，若出现此类情况，尤其是在无发热的情况下，需要进行严格的鉴别诊断；早期和进展期新冠肺炎通常需要与免疫性肺炎鉴别，新冠肺炎患者通常具有相关流行病学史，除发热外还可能合并咳嗽、憋气、乏力等症状，新型冠状病毒核酸检测阳性可确诊。⑤其他病毒性肺炎引起的磨玻璃影，包括流行性感冒病毒性肺炎、巨细胞病毒性肺炎等。

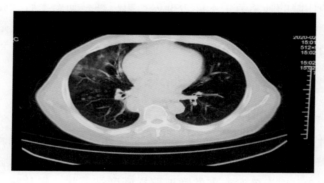

图 27-1 **肺部病毒性感染**

（二）肺部团块影伴斑片影

肺癌、肺结核、真菌感染、肺囊肿、细菌感染等均可表现为肺部团块影，伴或不伴斑片影。进展期或重症肺炎也可表现为肺内斑片影或实变影，对于肺内有明确团块影或斑片影的患者，如果有新冠肺炎可疑影像学表现，尽量避免行有创性经皮肺穿刺或

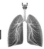

经气管镜下穿刺检查，以免疫情扩散。

二、预约住院的肺结节患者手术能否推迟

新冠肺炎疫情期间应严格控制手术指征，推迟择期手术（如纯磨玻璃结节或结节切除术）。定期观察结节没有变化的患者考虑推迟手术，加强网上问诊，降低随访频率；拟行限期手术的患者（如确诊肺癌患者或实性结节 ≥ 10 mm 考虑恶性者），须隔离 2 周且新型冠状病毒核酸检测阴性后，方可开展手术，同时应考虑到疫情导致献血量较少，通常需要家属互助献血。拟行急诊手术的患者，术前应开展核酸检测，术中按三级防护处理。严格开展手术消毒隔离措施。在术后患者中，应积极排查合并新冠肺炎的病例。

三、肺癌治疗后的复诊时间是否可推迟或在当地医院治疗

癌症患者由于恶性肿瘤本身和化疗、手术等癌症治疗所致的全身免疫抑制状态，感染新型冠状病毒以及感染后预后不良的风险会增加。*Lancet Oncol* 发表了一项有关感染新型冠状病毒的癌症患者的研究。结果显示，在 1590 例新冠肺炎患者中，18 例（1%）具有癌症病史，高于中国总体人群的一般癌症发病率。最重要的是，癌症患者比未患癌症的患者具有更高的严重事件风险。因此，应为癌症患者和癌症幸存者提供更强的个人防护。由于疫情限制（接诊数量减少等），对于肺癌术后、放化疗、免疫治疗或靶向治疗后的患者，延后 2 周复诊是可以接受的，如需要延后 2 周以上，建议患者在当地医院进行治疗，也可以联系其他有能力收治的医院治疗，并根据原来的主管医生制订的方案执行，同时为了加强人文关怀，部分城市正在考虑开放 60 天的靶向药物处方。此外，对于参加临床试验的患者，应加强关注相关在线信息，尽可能寄送药品。

因此，新冠肺炎疫情下的癌症患者仍以预防为重，适当推迟治疗，加强个人防护。愿每位癌症患者都能平安度过这段艰难的时期。

（王昆）

参考文献

［1］谢冬，王思桦，姜格宁，等．新型冠状病毒肺炎疫情下胸外科面临的挑战与对策．中国胸心血管外科临床杂志，2020，27（4）：359-363.

［2］Liang W，Guan W，Chen R，et al. Cancer patients in SARS-CoV-2 infection：a nationwide analysis in China. Lancet Oncol，2020，21（3）：335-337.